实用新生儿学
精要

主　　编　邵肖梅　周文浩

副 主 编　曹　云　程国强　王来栓

主编助理　严　恺

人民卫生出版社

·北　京·

图书在版编目（CIP）数据

实用新生儿学精要 / 邵肖梅，周文浩主编 . —北京：
人民卫生出版社，2022.6（2022.12 重印）
ISBN 978-7-117-32844-9

Ⅰ. ①实⋯ Ⅱ. ①邵⋯②周⋯ Ⅲ. ①新生儿疾病 –
诊疗 Ⅳ. ①R722.1

中国版本图书馆 CIP 数据核字（2022）第 015972 号

人卫智网	www.ipmph.com	医学教育、学术、考试、健康，购书智慧智能综合服务平台
人卫官网	www.pmph.com	人卫官方资讯发布平台

实用新生儿学精要
Shiyong Xinsheng'erxue Jingyao

主　　编：邵肖梅　周文浩
出版发行：人民卫生出版社（中继线 010-59780011）
地　　址：北京市朝阳区潘家园南里 19 号
邮　　编：100021
E - mail：pmph @ pmph.com
购书热线：010-59787592　010-59787584　010-65264830
印　　刷：廊坊一二〇六印刷厂
经　　销：新华书店
开　　本：787×1092　1/16　印张：16　插页：2
字　　数：379 千字
版　　次：2022 年 6 月第 1 版
印　　次：2022 年12 月第 3 次印刷
标准书号：ISBN 978-7-117-32844-9
定　　价：79.00 元

打击盗版举报电话：**010-59787491　E-mail：WQ @ pmph.com**
质量问题联系电话：**010-59787234　E-mail：zhiliang @ pmph.com**

编　者 （以姓氏汉语拼音为序）

曹　云　复旦大学附属儿科医院　　　王来栓　复旦大学附属儿科医院

程国强　复旦大学附属儿科医院　　　谢婵来　复旦大学附属儿科医院

高燕燕　复旦大学附属儿科医院　　　许　艳　复旦大学附属儿科医院

胡黎园　复旦大学附属儿科医院　　　严　恺　复旦大学附属儿科医院

刘　芳　复旦大学附属儿科医院　　　杨　琳　复旦大学附属儿科医院

陆　炜　复旦大学附属儿科医院　　　杨鸣姝　复旦大学附属儿科医院

陆春梅　复旦大学附属儿科医院　　　殷　荣　复旦大学附属儿科医院

乔中伟　复旦大学附属儿科医院　　　张　蓉　复旦大学附属儿科医院

邵肖梅　复旦大学附属儿科医院　　　赵趣鸣　复旦大学附属儿科医院

沈　淳　复旦大学附属儿科医院　　　周　伟　广州市妇女儿童医疗中心

孙金峤　复旦大学附属儿科医院　　　周文浩　复旦大学附属儿科医院

孙颖华　复旦大学附属儿科医院

主编简介

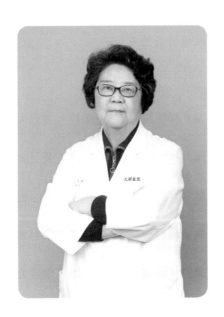

邵肖梅

主任医师，教授，博士生导师。

曾任复旦大学附属儿科医院儿内科及新生儿科主任。享受政府特殊津贴。1997 年获卫生部"三全育人"先进个人。主要从事"亚低温治疗新生儿缺氧缺血性脑病的基础和临床研究"和"新生儿脑损伤防治策略研究"工作。曾获省部级科学技术进步奖二等奖 4 次，三等奖 2 次。获发明专利 2 项。曾获"中国新生儿科医师奖"特别奖；2020 年获"中国儿科终身成就医师"奖。主编《实用新生儿学》（第 4 版、第 5 版）、《胎儿和新生儿脑损伤》等专著 6 部。培养博士生 16 名。

主编简介

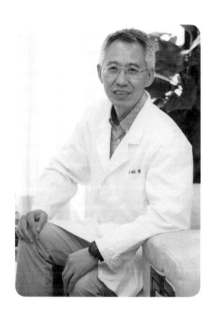

周文浩

主任医师，教授，博士生导师。

现任复旦大学附属儿科医院副院长，上海市出生缺陷防治重点实验室副主任，中华医学会儿科学分会第十八届委员会新生儿学组组长。承担国家自然科学基金和国家重点研发计划等多项。入选教育部新世纪优秀人才支持计划、上海市领军人才和上海市优秀学术带头人。获第七届"宋庆龄儿科医学"奖、第七届"中国儿科卓越贡献医师"（2019）和全国学习雷锋、志愿服务先进个人称号。

前　言

《实用新生儿学》（第 5 版）凝聚了一大批国内著名新生儿学者的心血，涵盖了胎儿的生长发育、母胎医学、遗传和代谢，以及在新生儿期见到的所有重要疾病的发病机制、病理生理、诊断和治疗等方面的国内外最新的理论和经验，深受广大新生儿医学领域医务工作者的欢迎。在此基础上，我们隆重推出"精要口袋书"，并在书写的形式、内容和编写团队等方面均给予了充分的自由度。

由于考虑到近年来新生儿医学的进展突飞猛进，新的诊断技术、新的药物和新的治疗方法不断涌现，我们决定将本书定位于各级儿科医师都适用的口袋参考书，尤其适合于值班中的儿科实习医师、住院医师或主治医师，当遇到一个不熟悉的患儿而又无法立即上网查阅时，这本书可以帮助他们在面对危重的患儿时快速厘清思路，尽早地开始正规治疗。因此本书的写作重点是疾病的诊断、鉴别诊断和初始的处理决策，而对于该病的发病机制、后续治疗和疾病的预后等并不强调。

既然定位于口袋书，书写要求尽量简洁，主要采用临床路径的流程图形式，辅助使用表格和简单的文字说明。内容既紧扣《实用新生儿学》（第 5 版）的重要知识点，又补充了近年来新的观点和新的治疗方法，使之尽量与国内外新的指南接轨，易读、易懂，使读者能够迅速掌握各个疾病规范化的临床管理决策。

需要说明的一点是，为了方便读者阅读和记忆，以及考虑到页面的布局和篇幅，文中许多常用的医学名词采用了英文缩写形式，中英文全文可至书后"常用缩略语"页进行查询。

由于是初次尝试，书中难免存在不完善甚至错误之处，本书出版之际，恳切希望广大读者在阅读过程中不吝赐教，欢迎发送邮件至邮箱 renweifuer@pmph.com，或扫描封底二维码，关注"人卫儿科学"，对我们的工作予以批评指正，以期再版修订时进一步完善，更好地为大家服务。

邵肖梅　周文浩

2022 年 6 月

目　录

第一章

新生儿分类

1-1 新生儿分类（一）

一、按胎龄分类

- **足月儿**：指胎龄≥37 周至 <42 周（259~293 天）的新生儿。
  - **早期足月儿**：胎龄满 37 周 ~ 不满 39 周。
  - **完全足月儿**：胎龄满 39 周 ~ 不满 41 周。
  - **晚期足月儿**：胎龄满 41 周 ~ 不满 42 周。
- **早产儿**：指胎龄 <37 周（<259 天）的新生儿，又称未成熟儿。
  - **超早产儿**：胎龄 < 28 周的早产儿。
  - **极早产儿**：胎龄满 28 周 ~ 不满 32 周。
  - **中期早产儿**：胎龄满 32 周 ~ 不满 34 周。
  - **晚期早产儿**：胎龄满 34 周 ~ 不满 37 周。
- **过期产儿**：指胎龄≥42 周（≥294 天）的新生儿。

二、按出生体重分类

- **低体重儿（LBW）**：指出生 1 小时内体重 <2 500g 者，多为早产儿，也有足月或过期小于胎龄儿。
  - 出生体重 <1 500g 者称极低体重儿（VLBW）。
  - 出生体重 <1 000g 者称超低体重儿（ELBW）。
- **正常体重儿**：指出生体重为 2 500 至 <4 000g 的新生儿。
- **巨大胎儿**：指出生体重≥4 000g 的新生儿，包括正常和有疾病者。

1-2 新生儿分类（二）

三、 按出生体重和胎龄的关系分类

- **小于胎龄儿（SGA）**：指出生体重在同胎龄儿平均出生体重的第10百分位以下，有早产、足月、过期小于胎龄儿之分；胎龄已足月但体重 <2 500g 者称**足月小样儿**。
- **适于胎龄儿（AGA）**：指出生体重在同胎龄儿平均出生体重的第 10 至 90 百分位之间的新生儿。
- **大于胎龄儿（LGA）**：指出生体重在同胎龄儿平均出生体重的第 90 百分位以上的新生儿。

四、 按出生后周龄分类

- **早期新生儿**：指出生后 1 周以内的新生儿，也属于围产儿；由于处于子宫内、外环境转变阶段，体内脏器发育尚不完善，其发病率与死亡率均较高，需加强监护及护理。
- **晚期新生儿**：指出生后第 2~4 周的新生儿；一般情况较稳定，但仍应加强护理。

五、 高危儿：指已经发生或可能发生危重疾病需要监护的新生儿

- **母亲因素**：孕母年龄 >40 岁或 <16 岁，孕母有糖尿病、感染、慢性心肺疾病、吸烟、吸毒或酗酒史，孕母为 Rh 阴性血型，孕母过去有死胎、死产或性传播疾病史。
- **胎儿期**：孕母早期先兆流产、孕母贫血、妊娠高血压综合征，胎儿宫内窘迫、胎儿宫内发育迟缓，胎盘发育不良、前置胎盘、胎盘早剥、脐带异常（脐带过短、脐带扭曲成麻花状等）、羊水量过少、羊水早破、羊水污染等疾病，孕期接触放射线、有害化学物质或药物、孕期感染（TORCH 感染）。
- **分娩期**：产时窒息、脐带绕颈、难产、手术产、急产、产程延长，分娩过程中使用镇静或止痛药物史。
- **新生儿期**：多胎儿、早产或低体重、小于胎龄儿、巨大儿，先天性畸形、缺氧缺血性脑病、颅内出血、新生儿黄疸、新生儿肺炎、感染性疾病、寒冷损伤、长期机械通气等。

1-3 我国不同胎龄新生儿出生体重百分位数参考值

出生胎龄 / 周	例数 / 例	P_3/g	P_{10}/g	P_{25}/g	P_{50}/g	P_{75}/g	P_{90}/g	P_{97}/g
24	12	339	409	488	588	701	814	938
25	26	427	513	611	732	868	1 003	1 148
26	76	518	620	735	876	1 033	1 187	1 352
27	146	610	728	860	1 020	1 196	1 368	1 550
28	502	706	840	987	1 165	1 359	1 546	1 743

续表

出生胎龄/周	例数/例	P_3/g	P_{10}/g	P_{25}/g	P_{50}/g	P_{75}/g	P_{90}/g	P_{97}/g
29	607	806	955	1 118	1 312	1 522	1 723	1 933
30	822	914	1 078	1 256	1 467	1 692	1 906	2 128
31	953	1 037	1 217	1 410	1 637	1 877	2 103	2 336
32	1 342	1 179	1 375	1 584	1 827	2 082	2 320	2 565
33	1 160	1 346	1 557	1 781	2 039	2 308	2 559	2 813
34	1 718	1 540	1 765	2 001	2 272	2 554	2 814	3 079
35	2 703	1 762	1 996	2 241	2 522	2 812	3 080	3 352
36	4 545	2 007	2 245	2 495	2 780	3 075	3 347	3 622
37	11 641	2 256	2 493	2 741	3 025	3 318	3 589	3 863
38	29 604	2 461	2 695	2 939	3 219	3 506	3 773	4 041
39	48 324	2 589	2 821	3 063	3 340	3 624	3 887	4 152
40	40 554	2 666	2 898	3 139	3 415	3 698	3 959	4 222
41	12 652	2 722	2 954	3 195	3 470	3 752	4 012	4 274
42	1 947	2 772	3 004	3 244	3 518	3 799	4 058	4 319

引自：朱丽，张蓉，张淑莲，等.中国不同胎龄新生儿出生体重曲线研制.中华儿科杂志，2015，53（2）：97-103.

1-4　中国不同胎龄新生儿出生体重曲线

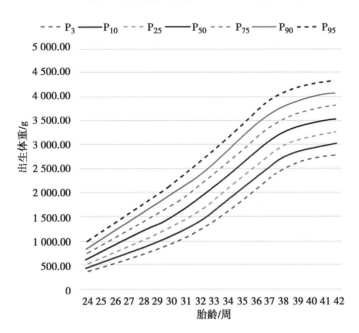

（程国强）

第二章

新生儿转运

2-1 危重新生儿转运指征

下列情况的新生儿应该转运到Ⅲ级水平的新生儿重症监护治疗病房（neonatal intensive care unit，NICU）进行治疗：

- 出生体重 <1 500g 或孕周 <32 周。
- 严重的出生时窒息，复苏后仍处于危重状态。
- 严重呼吸窘迫、频发呼吸暂停需要辅助通气。
- 出生后发绀且氧疗后不改善，休克或有先天性心脏病。
- 先天畸形需要外科手术治疗。
- 严重感染、神经行为异常、频繁惊厥、严重黄疸需要换血、急性贫血、频繁呕吐、腹泻、脱水等。
- 治疗效果不理想或当地不具备诊断和治疗条件如：体外膜氧合器（extracorporeal membrane oxygenator，ECMO）、重症支气管发育不良（bronchopulmonary dysplasia，BPD）、肿瘤等。

2-2 转运前的评估和处理

目前国际上采用 STABLE 模式 在转运前对患儿进行评估和处理：

S（sugar/safe，**血糖 / 安全**）：维持患儿血糖稳定，静脉滴注 10% 葡萄糖液，并根据血糖调节补糖速度，维持患儿血糖在正常范围；注意各种管道安全、患儿安全和转运人员安全。

T（temperature，**体温**）：保持患儿体温稳定，给予持续肤温监测；存在缺氧缺血性脑病应开展转运低温治疗。

A（airway，**气道**）：评估口咽部和鼻腔是否通畅，明确是否存在小颌畸形、腭裂和后鼻孔闭锁；清除患儿气道分泌物，确保气道通畅，必要时行气管插管、呼吸机支持，以维持有效通气。

B（blood pressure，血压）：皮肤苍白往往提示患儿存在酸中毒、灌注不足或血容量过低，即使不存在出血病史，也应高度警惕颅内出血，应仔细检查头皮有无帽状腱膜下出血，腹部是否饱满或有颜色改变，评估心率和股动脉搏动程度、末梢毛细血管再充盈时间、心脏杂音和肝脏大小；维持血压稳定，监测血压、心率及血氧饱和度；血压偏低时，可应用多巴胺和多巴酚丁胺维持。

L（lab work，基本实验室检查）：尽可能在使用抗生素前进行全血细胞计数和血培养；使患儿各项实验室指标处于正常值范围，保持患儿水、电解质及酸碱平衡。

E（emotional support，情感支持）：向患儿法定监护人解释目前患儿病情及转运途中可能会发生的各种意外情况，征得其同意及签字后及时转运。

2-3　特殊情况的稳定措施

➤ **胎粪吸入**：生后羊水胎粪污染黏稠而且新生儿没有活力（呼吸抑制、肌张力低下和心率 <100 次 /min），立即气管插管进行气道胎粪吸引；需要气管插管通气时应重新更换气管插管；初步稳定后，插入胃管进行胃内吸引。

➤ **气胸**：气胸患儿听诊时一侧呼吸音减弱，可通过胸部 X 射线摄影或胸部透光试验明确诊断；如果出现呼吸困难，需要胸腔穿刺抽出空气或接胸腔引流瓶及吸氧治疗。

➤ **膈疝**：应插入大口径胃管（10/12 号）以防胃肠扩张导致呼吸障碍；如需辅助通气应立即气管插管，不能用面罩复苏囊加压通气；患儿应禁食及建立静脉通道，静脉输注 10% 葡萄糖液。

➤ **气管食管瘘或食管闭锁**：应抬高患儿头部，以防吸入胃内容物；轻轻插入口鼻饲管，遇到阻力后连接吸引器进行低压间断吸引；患儿应禁食及建立静脉通道，静脉输注 10% 葡萄糖液。

➤ **腹壁膨出或脐膨出**：应使用无菌技术处理膨出的器官，包裹膨出的器官保暖，用无菌生理盐水敷料覆盖以防止干燥；调整体位不要压迫膨出的器官。

➤ **后鼻孔闭锁**：如果出现呼吸窘迫可用人工口咽部气道或经口气管插管。

➤ **小颌畸形综合征**：调整患儿体位以保持开放气道或用人工口咽部气道及气管插管；注意患儿可能合并腭裂。

➤ **胃肠道梗阻**：应禁食，插入大口径胃管（10/12 号）引流胃内容物并防止腹胀；建立静脉通道，静脉输注 10% 葡萄糖液，每 100ml 添加 3mmol 的 NaCl。

➤ **新生儿撤药综合征**：转运前每 2 个小时评估症状的严重程度，减少刺激，建立静脉通道，静脉输注 10% 葡萄糖液，暂禁食，必要时药物干预；如果患儿出生时出现呼吸抑制且已明确或怀疑产妇曾使用过兴奋性药物者，应禁用纳洛酮，以避免诱发惊厥发生。

2-4　新生儿转运用品（灰色铺底为选配）

便携设备（一）	便携设备（二）	基本设备	药物
吸氧管 / 面罩 /CPAP 管道	脐静脉插管（3.5/5.0F）	转运车	10%/50% 葡萄糖
听诊器	蝶形针（23/25 号）	转运暖箱	0.9% 氯化钠
复苏囊	静脉留置针（22~24 号）	转运呼吸机	5% 碳酸氢钠
人工气道	针头（18/20/26 号）	心电监护仪	多巴胺
吸痰管（6/8/10F，痰液收集器）	纱布垫 / 固定夹板	脉搏氧监护仪	多巴酚丁胺
气管插管（2.5/3.0/3.5/4.0mm）	注射器（1/2/10/50ml）	微量血糖监测仪	肾上腺素
喉镜（00/0/1 号叶片）	静脉输液管	压缩氧气筒	前列腺素 E
导丝（经口气管插管时使用）	三通接头	压缩空气筒	苯巴比妥
弯钳（经鼻气管插管时使用）	写字夹板、转运表、知情同意书	负压吸引器	10% 氯化钠
润滑膏	胸腔引流管（10/12 号）和接头	输液泵（数个）	10% 氯化钾
剪刀	胸腔引流瓶	T 组合复苏器	灭菌注射用水
胶布	深静脉插管	空氧混合仪	肝素
电池	尿袋	低温治疗设备	葡萄糖酸钙
胃管（5/8F）	凡士林纱布	NO 吸入设备	芬太尼
监护仪导线、传感器	血培养瓶	高频呼吸机	地高辛
血压袖带	标本收集试管		阿托品
体温计	消毒隔离衣		异丙肾上腺素
酒精棉片 / 碘伏棉签	足月及早产儿缝合包		纳洛酮
保鲜膜	手术刀片（11 号）		泮库溴铵
手套（消毒及检查用）	CO_2 检测器、测氧仪		头孢噻肟 / 氨苄西林
仪器的救护车电源接头			地塞米松

2-5　转运队伍的组成和资质

➢ **转运队伍**：由司机、新生儿专科医师、护士等组成 3 人以上的团队，转运人员应 24 小时值班待命。

➢ **要求至少掌握技术如下**：

● 识别潜在的呼吸衰竭，掌握气管插管、气囊加压通气、持续气道正压通气及机械通气技术。

● 建立周围静脉通道，如穿刺和置入导管、脐动脉置管、脐静脉置管。

● 胸腔穿刺排气和引流。

● 识别早期休克、扩容、输液及纠正代谢异常，如低血糖、酸中毒。

● 特殊治疗：如窒息复苏、败血症休克、惊厥及外科有关的处理。

● 熟悉急救用药的剂量和方法，掌握肺表面活性物质替代治疗的技术。

● 掌握转运所需监护、治疗设备的应用和数据评估，若进行空中转运，还要求接受航空医学的训练。

2-6　转运途中的监护

➢ **体温监护与管理**：持续 / 定期监测体温及暖箱温度；建议采用伺服式温控暖箱进行转运；如不使用伺服式温控暖箱控制箱温，应调节合适的暖箱温度，并保持适当车厢内温度，确保患儿转运途中体温稳定。

➢ **呼吸监护与管理**：维持正中体位，固定患儿头部，保持气道开放，转运途中颈部不能过伸或屈曲，避免气道阻塞；持续进行呼吸频率、节律及经皮血氧饱和度监测；气管插管深度应该做标记，监测标记的变化以防脱管；监测呼吸机参数是否变化；气管插管患儿如病情突然恶化应考虑插管移位或堵塞、发生气胸、仪器故障，应根据判断尽快做出相应处理。

➢ **循环监护与管理**：放置心电监护电极，持续监测血压；观察肤色、皮温了解循环灌注情况，调节适当的输液速度；紧急情况下如没有 5F 规格的脐动静脉导管，可采用喂养管替代（插入 5cm），如无法成功建立静脉通道，可使用骨髓穿刺输液，并可采样检测血糖和血 pH。

➢ **其他**：低血糖患儿应进行血糖监测；与接收医院的 NICU 医师保持联系，观察并记录患儿转运途中情况、变化及处理。

（周文浩）

第三章

新生儿筛查

第一节 ｜ 新生儿疾病筛查

3-1 新生儿疾病筛查的定义和范围

新生儿疾病筛查是疾病三级预防的有效措施，是指医疗保健机构在新生儿群体中，用快速、简便、敏感的检验方法，对一些危及儿童生命、危害儿童生长发育、导致儿童智能障碍的一些先天性、遗传性疾病进行群体筛检，从而使患儿在临床尚未出现疾病表现，而其体内代谢已有异常变化时就作出诊断，早期而有效地对症治疗，避免患儿重要脏器出现不可逆性的损害，保障儿童正常的体格发育和智能发育。

筛查疾病的种类依种族、国家、地区的不同而别，还与各国的社会、科学技术的发展、经济、教育水平及疾病危害程度有关。我国目前常规筛查的疾病仍以高苯丙氨酸血症（hyperphenylalaninemia，HPA）、先天性甲状腺功能减退症（congenital hypothyroidism，CH）为主，某些地区则根据疾病的发病率选择葡萄糖 -6- 磷酸脱氢酶缺乏症（glucose-6-phosphate dehydrogenase deficiency，G-6-PD）和先天性肾上腺皮质增生症（congenital adrenal hyperplasia，CAH）的筛查。近年来，随着医学科学技术的不断发展，全国部分省市或地区又逐步开展了氨基酸、有机酸、脂肪酸、基因等几十种遗传代谢病的新生儿筛查。

3-2 新生儿疾病筛查流程

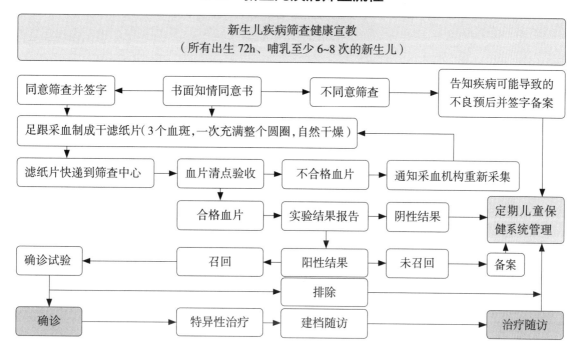

3-3 甲状腺功能减退足月患儿筛查与管理

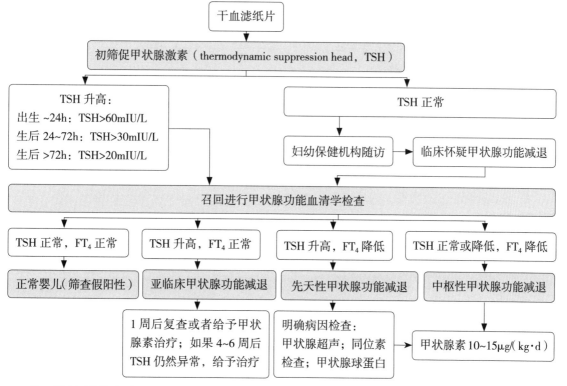

注：游离甲状腺素（free thyroxine, FT$_4$）

3-4   甲状腺功能减退早产儿的筛查

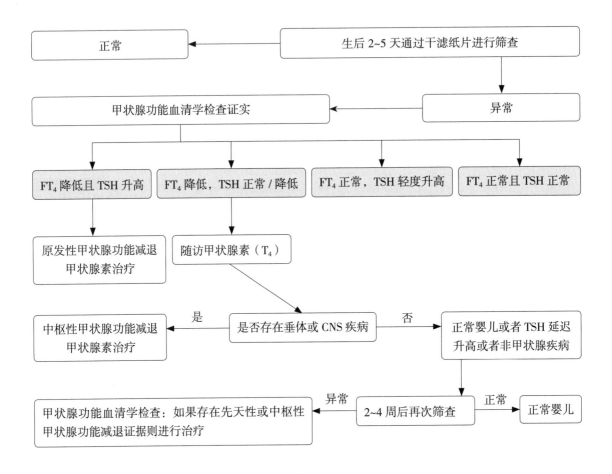

注：中枢神经系统（central nervous system，CNS）

3-5　苯丙酮尿症患儿筛查和管理

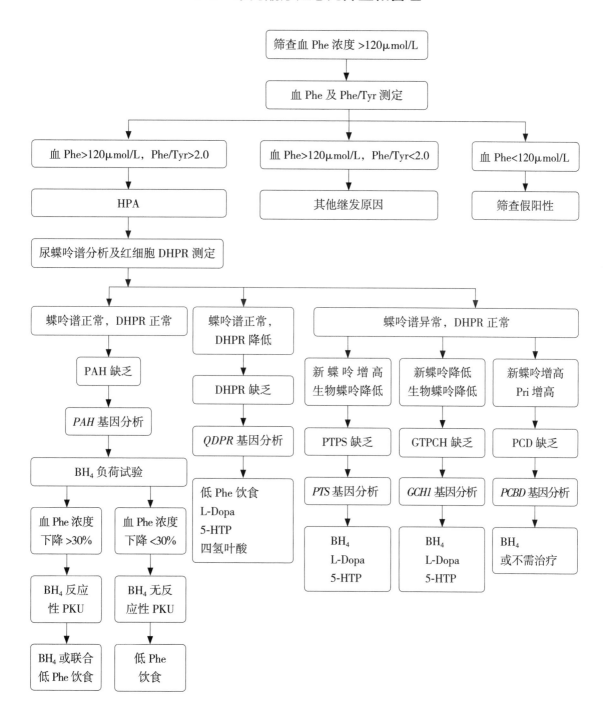

注：Phe. 苯丙氨酸；Phe/Tyr. 苯丙氨酸 / 酪氨酸比值；HPA. 高苯丙氨酸血症；DHPR. 二氢蝶啶还原酶；PAH. 苯丙氨酸羟化酶；BH$_4$. 四氢生物蝶呤；PTPS. 丙酮酰四氢蝶呤合成酶；PKU. 苯丙酮尿症；PCD. 蝶呤 -4α- 甲醇胺脱水酶；GTPCH. 鸟苷三磷酸环水解酶；5-HTP. 5- 羟色氨酸；L-Dopa. L- 多巴

3-6   先天性葡萄糖 -6- 磷酸脱氢酶缺乏症（G-6-PD）患儿筛查

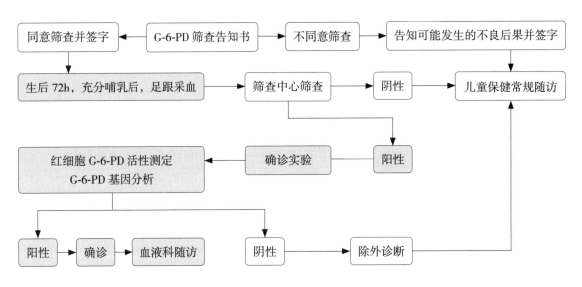

3-7   G-6-PD 禁用及慎用药物

药物分类	禁用	慎用
抗疟药	伯氨喹、氯喹、扑疟喹、戊胺喹、阿的平	奎宁、乙胺嘧啶
砜类	噻唑砜、氨苯砜	
磺胺类	磺胺甲噁唑、磺胺二甲嘧啶、磺胺吡啶、柳氮磺胺吡啶	磺胺嘧啶、磺胺甲嘧啶
解热镇痛药	乙酰苯肼、乙酰苯胺	氨基比林、安替比林、保泰松、对乙酰氨基酚、阿司匹林、非那西丁
其他	呋喃坦啶、呋喃唑酮、呋喃西林、呋喃妥英、黄连素、硝咪唑、硝酸异山梨醇、二巯基丙醇、亚甲蓝、三氢化砷、维生素 K_3、维生素 K_4	氯霉素、链霉素、异烟肼、环丙沙星、氧氟沙星、左氧氟沙星、诺氟沙星、萘啶酸、布林佐胺、多佐胺、甲氧苄氨嘧啶、普鲁卡因酰胺、奎尼丁、格列本脲、苯海拉明、马来酸氯苯那敏、秋水仙碱、左旋多巴、苯妥英钠、苯海索、丙磺舒、对氨基苯甲酸、维生素 C、维生素 K_1
中药	川莲、珍珠粉、金银花、腊梅花、牛黄、茵栀黄（含金银花提取物）、保婴丹	

注："禁用"常规剂量可导致溶血；"慎用"大剂量或特殊情况可导致溶血。［引自：1.国家药典委员会 . 中华人民共和国药典临床用药须知 .（化学药和生物制品卷）. 中国医药科技出版社，2010. 2. 葡萄糖 -6- 磷酸脱氢酶缺乏症联盟网站，（意大利）。］

3-8 先天性肾上腺皮质增生症筛查流程

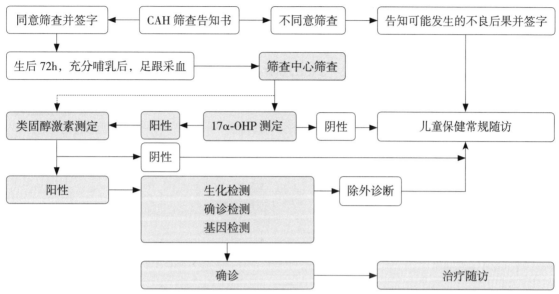

注:
- 生化检测包括钾、钠、氯、钙、镁、血气分析;
- 确诊检测: 17α- 羟孕酮、皮质醇、促肾上腺皮质激素、醛固酮、甲状腺功能、生长激素;
- 虚线表示备选方案;
- CAH. 先天性肾上腺皮质增生症;17α-OHP.17α- 羟孕酮。

3-9 不同 CAH 亚型的生化特征

类型		血液								尿液		
		Na	K	PRA	Aldo	17α-OHP	DHEA	DOC	T	17-OHCS	17-KS	孕三酮
21-OHD	失盐型	D	I	IS	DS	IS	N、I	N、D	IS	D	IS	IS
	单纯男性化型	N	N	N、I	N、I	IS	N、I	N、D	IS	D	IS	IS
11β-OHD		I	D	D	D	I	N、I	IS	I	I	IS	I
17a-OHD		I	D	N、D	D		DS	IS	D	D		IS
3β-HSD		D	I	I	D	N、I	I	N、D	D	D	D	N、I
CYP11A		D	I	I	D	D	D	D	D	D	D	D
StAR												

注: "N" 示结果在参考值范围内; "D" 和 "I" 分别示下降和上升; "IS" 和 "DS" 分别示显著上升和明显下降。CAH 示先天性肾上腺皮质增生症,21-OHD 示 21- 羟化酶缺乏症,11β-OHD 示 11β 羟化酶缺乏症,17α-OHD 示 17α- 羟化酶缺乏症,3β-HSD 示 3β 羟类固醇脱氢酶缺乏症,CYP11A 示细胞色素 P450 亚家族成员,StAR 示类固醇激素急性调节蛋白,PRA 示血浆肾素活性,Aldo 示醛固酮,17α-OHP 示 17α- 羟孕酮,DHEA 示脱氧异雄酮,DOC 示脱氧皮质酮,17-OHCS 示 17- 羟皮质类固醇,17-KS 示 17- 酮类固醇,T 示睾酮

第二节 ｜ 新生儿听力筛查

3-10　新生儿听力筛查流程

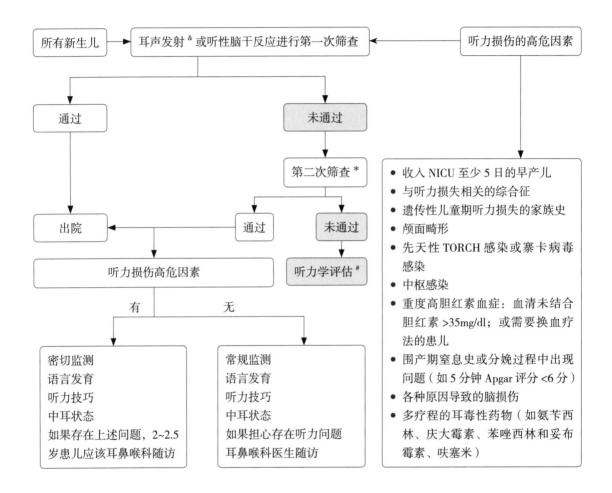

&：母婴同室或普通新生儿病房可应用耳声发射，NICU 患儿建议应用听性脑干反应筛查；

*：耳声发射或脑干听觉反应；

#：由有经验的耳鼻喉科医生进行诊断性脑干听觉诱发电位检查，一般为出院前，最迟不晚于生后 3 个月。

| 第三节 | 早产儿视网膜病

3-11　早产儿视网膜病筛查流程和出院后管理

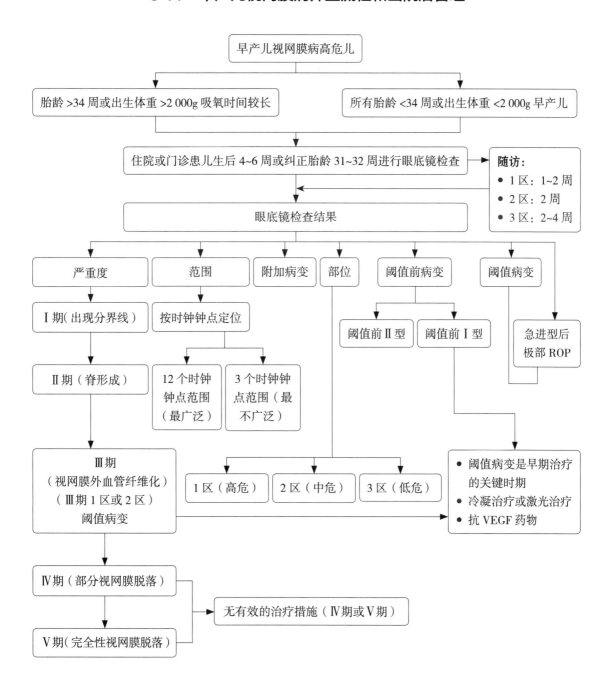

3-12   根据出生胎龄首次筛查时间表（矫正胎龄／周）

出生胎龄	初次检查时胎龄	出生胎龄	初次检查时胎龄
22~27	31	31	35
28	32	32	36
29	33	33	36
30	34	34	36

3-13   早产儿 ROP 眼底随访方案及处理措施

眼底检查结果	应采取的处理措施
无 ROP 病变	• 隔周随访 1 次，直至矫正胎龄 44 周
I 期病变位于 2~3 区	• 隔周随访 1 次，直至病变退行消失
II 期病变	• 每周随访 1 次，直至病变退行消失
Rush 病变	• 每周随访 1 次，直至病变退行消失
阈值前病变	• 每周随访 1 次，考虑激光治疗
III 期阈值病变	• 应在 72h 内行激光治疗
IV 期病变	• 玻璃体切割术，巩膜环扎手术
V 期病变	• 玻璃体切割术

第四节 │ 遗传代谢性疾病筛查

3-14   遗传性疾病的诊断步骤

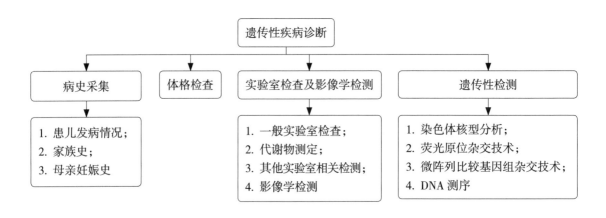

3-15 血/尿串联质谱检查流程

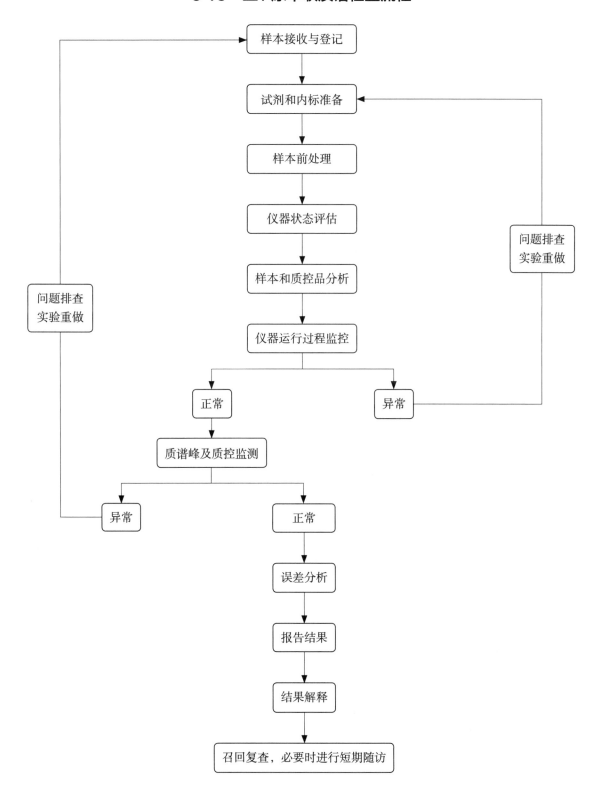

3-16   血／尿串联质谱可筛查出的疾病

序号	疾病名称	简称	串联质谱检测指标
1	苯丙氨酸羟化酶缺乏症	PAHD	Phe，Phe/Tyr，Phe/（Leu+Ile）
2	四氢生物蝶呤缺乏症	BH4D	Phe，Phe/Tyr，Phe/（Leu+Ile）
3	枫糖尿症	MSUD	Leu+Ile，Val，（Leu+Ile）/Phe
4	酪氨酸血症（Ⅰ、Ⅱ、Ⅲ）	TYR	SUAC，Tyr
5	高甲硫氨酸血症	MET	Met，Met/Phe
6	同型半胱氨酸血症Ⅰ型	HCY	Met，Met/Phe
7	瓜氨酸血症Ⅰ型	CIT-I	Cit，Cit/Arg
8	瓜氨酸血症Ⅱ型（希特林蛋白缺乏症）	CIT-II	Cit，Met，Tyr
9	精氨酰琥珀酸血症	ASA	Asa，Cit，Arg，Cit/Arg
10	精氨酸血症	ARG	Arg，Arg/Orn
11	甲基丙二酸血症（Mut，cblA，cblB）	MMA	C3，C3/C2，C3/C0，C3/C16
12	甲基丙二酸血症伴同型半胱氨酸血症	cblC，cblD	C3，C3/C2，C3/C16
13	丙酸血症	PA	C3，C3/C2
14	异戊酸血症	IVA	C5，C5/C2
15	戊二酸血症Ⅰ型	GAI	C5DC，C5DC/C8，C5-DC/C5-OH，C5DC/C0，C5DC/C3DC
16	生物素酶缺乏症	BTD	C5-OH，C3，C5-OH/C3
17	全羧化酶合成酶缺乏症	HCSD	C5-OH，C3，C5-OH/C8
18	2-甲基-3羟基丁酰辅酶A脱氢酶缺乏症	2M3HBA	C5-OH，C5：1，C5-OH/C8

续表

序号	疾病名称	简称	串联质谱检测指标
19	3-甲基巴豆酰辅酶 A 羧化酶缺乏症	3-MCC	C5-OH，C5-OH/C8
20	3-甲基戊烯二酰辅酶 A 水解酶缺乏症	3-MGA	C5-OH，C5-OH/C8
21	3-羟 -3-甲基戊二酰辅酶 A 裂解酶缺乏症	3-HMG	C5-OH，C6DC，C5-OH/C3
22	β-酮硫解酶缺乏症	BKT	C5：1，C5-OH，C4-OH，C5-OH/C8
23	原发性肉碱缺乏症	PCD	C0（降低），C2（下降），C3（下降）
24	短链酰基辅酶 A 脱氢酶缺乏症	SCAD	C4，C4/C3，C4/C8
25	异丁酰辅酶 A 脱氢酶缺乏症	IBD	C4，C4/C2，C4/C3
26	丙二酸血症	MAL	C3DC，C3DC/C10，C5-DC/C3-DC（下降）
27	2-甲基丁酰辅酶 A 脱氢酶缺乏症	2MBAD	C5，C5/C2，C5/C3
28	2，4-二烯酰辅酶 A 脱氢酶缺乏症	DERED	C10：2
29	中链 3-酮酰基辅酶 A 硫解酶缺乏症	MCKAT	C8，C10
30	中链酰基辅酶 A 脱氢酶缺乏症	MCAD	C8，C6，C10：1，C10，C8/C2，C8/C10
31	极长链酰基辅酶 A 脱氢酶缺乏症	VLCAD	C14：1，C14：2，C14，C12：1，C12：1，C12，C14：1/C16，C14：1/C12：1
32	中链 / 短链 -3-羟酰基辅酶 A 脱氢酶缺乏症	M/SCHAD	C4-OH，C6-OH，C4/C3，C4-OH/C16，C4-OH/C8，C4-OH/C4
33	长链 -3-羟酰基辅酶 A 脱氢酶缺乏症	LCHAD	C16-OH，C18-OH，C16：1-OH，C18：1-OH，C14-OH，C18-OH/C18，16-OH/C16，C16-OH/C14
34	多种酰基辅酶 A 脱氢酶缺乏症	MADD	C4-C18（C8，C10）

序号	疾病名称	简称	串联质谱检测指标
35	三功能蛋白缺乏症	TFP	C16：1-OH，C16-OH，C18-OH，C18：1-OH，C14-OH，C18-OH/C18，C16-OH/C16，C16-OH/C14
36	肉碱棕榈酰转移酶-I缺乏症	CPT-I	CO，C16（下降），C18（下降），CO/（C16+C18）
37	肉碱棕榈酰转移酶-II缺乏症	CPT-II	C14，C16，C18：2，C18：1，C18，CO（C16+C18）（下降），（C16+C18：1）/C2
38	肉碱/酰基肉碱移位酶缺乏症	CACT	C14，C16，C18：2，C18：1，C18，CO（C16+C18）（下降），（C16+C18：1）/C2
39	丙酮酸羧化酶缺乏症	PC	Cit，Glu/Cit（下降），Cit/Phe，Cit/Arg
40	氨甲酰磷酸合成酶I缺陷症	CPSID	Cit（下降），Glu，Glu/Cit
41	鸟氨酸氨甲酰转移酶缺陷症	OTCD	Cit（下降），Glu，Glu/Cit
42	亚甲基四氢叶酸还原酶缺乏症	MTHFR	Met（下降），Met/Phe（下降）
43	高鸟氨酸血症	OAT	Orn，Orn/Cit
44	高脯氨酸血症	HP	Pro，Pro/Phe
45	母源性维生素 B_{12} 缺乏症	B_{12}-D（mat）	C3，C3/C2，C3/C16，C3/Met
46	甲基丙二酸血症伴同型半胱氨酸血症	cblF	C3，C3/C16，C3/C2
47	甲基丙二酸血症转钴胺素受体缺陷	TcblR	C3，C3/C16，C3/C2
48	转钴胺素II缺陷病	TCN2	C3，C3/C2
49	乙基丙二酸脑病	EE	C4，C5，C4/C3，C5/C3
50	非酮性高甘氨酸血症	NKH	Gly，Gly/Phe
51	高鸟氨酸血症-高氨血症-同型瓜氨酸血症综合征	HHHS	Orn，Orn/Arg

3-17 遗传代谢性疾病诊疗思路

病史和体格检查:
- 详细家族史;
- 本次妊娠史;
- 分娩史;
- 起病情况/治疗等

体格检查重点:
- 外观畸形;
- 眼底/听力;
- 神经系统查体

先天性遗传代谢性疾病线索:
- 神经系统症状和体征;
- 败血症样表现;
- 肝功能异常;
- 心力衰竭;
- 贫血/血小板减少/凝血功能异常;
- 生长发育异常;
- 低血糖;
- 酸中毒;
- 呕吐/腹泻/纳差;
- 特殊气味

除外以下疾病:
- HIE/严重颅内出血/脑梗死;
- 中枢神经系统感染;
- 脓毒血症;
- 单纯疱疹/CMV感染;
- 先天性心脏病;
- 急性胃肠炎或消化道畸形;
- 严重高胆红素血症

筛查性实验室检查:
- 血气分析、血常规+CRP/PCT、血/尿/穿刺液细菌学检查、病毒学检查、肝/肾功能、电解质、血糖、凝血功能、胆红素、尿常规、血氨、乳酸
- 筛查性影像学评估:头颅B超/CT/MRI、心脏超声/心电图、大脏器B超、胸部X射线、EEG

遗传代谢性疾病的基本检查:
尿还原糖检测、血/尿串联质谱、血/尿酮体、血乳酸、血脂分析、游离脂肪酸(FFA)、甲状腺功能、肌酸激酶、**同型半胱氨酸**

遗传代谢性疾病的确诊试验:
不同类型疾病确诊实验不同,主要包括以下方法:
基因检测、特殊酶学监测、特殊代谢产物监测、肌肉/肝脏活检、成纤维细胞培养

(周文浩)

第四章

新生儿期计划免疫

4-1　卡介苗接种注意事项

推荐意见

- 体重 >2 500g 的新生儿应在出生 24h 内完成卡介苗接种；
- 体重 <2 500g 的早产儿需待体重达标后接种；
- 危重新生儿需待疾病治愈或症状稳定后接种

禁忌证

- 已知对该疫苗中任何成分过敏者；
- 结核病，严重急、慢性疾病和发热者；
- 免疫缺陷病、免疫功能低下者（如 HIV 患儿）；
- 脑病、未控制的癫痫和其他进行性神经系统疾病患者；
- 湿疹或其他皮肤病者；
- 严重先天性畸形及先天性疾病：如伴心功能不全、重度肺动脉高压、复杂发绀等并发症的先天性心脏病患儿

4-2　乙肝疫苗接种注意事项

母亲 HBsAg 状态	足月儿	早产儿	
		出生体重 ≥2 000g	出生体重 <2 000g
HBsAg 阴性	• 应在出生后 24h 内及时接种第 1 针乙肝疫苗； • 第 2、3 针分别在出生后 1 个月和 6 个月完成接种	同足月新生儿	• 如果情况稳定，在出生后 30 天时或出院时（30 天前出院者）接种第 1 针乙肝疫苗； • 第 2、3 针分别在第 1 针接种后的 1 个月和 6 个月完成接种

续表

母亲 HBsAg 状态	足月儿	早产儿	
		出生体重≥2 000g	出生体重 <2 000g
HBsAg 阳性	<ul><li>出生后 12h 内注射乙肝免疫球蛋白,同时在另侧上臂注射乙肝疫苗;</li><li>生后 1 个月、6 个月分别接种 1 次乙肝疫苗</li></ul>	<ul><li>在出生后 12h 之内注射乙肝免疫球蛋白,同时在另侧上臂注射乙肝疫苗;</li><li>此后 1 个月、6 个月再分别接种 1 次乙肝疫苗</li></ul>	<ul><li>在出生后 12h 之内注射乙肝免疫球蛋白,同时在另侧上臂注射乙肝疫苗;</li><li>出生时第 1 剂乙肝疫苗不计入乙型肝炎的免疫程序,接种之后 1 个月,再按 0、1、6 程序完成 3 次乙肝疫苗接种</li></ul>
HBsAg 状态不明		<ul><li>出生 12h 内注射乙肝疫苗;</li><li>立即检测母亲 HBsAg 状态,如果母亲 HBsAg 阳性,应及时注射乙肝免疫球蛋白,最迟不超过生后 7 天</li></ul>	<ul><li>生后 12h 内注射乙肝疫苗;</li><li>立即检测母亲 HBsAg 状态,如果 12h 之内得不到检测结果,应当及时给予乙肝免疫球蛋白</li></ul>

（邵肖梅　严恺）

第五章

新生儿复苏和复苏后管理

5-1 新生儿复苏流程图（2016）

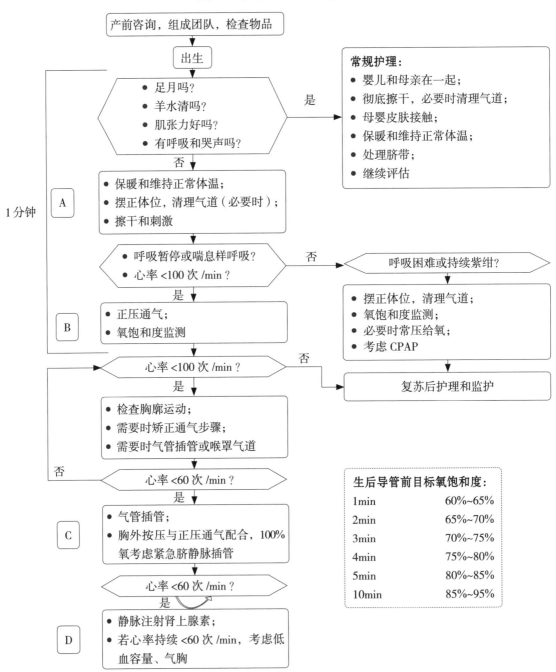

5-2　2020 年美国心脏协会心肺复苏及心血管急救指南

有关新生儿复苏的生命支持技术关键信息的十项更新

1. 新生儿复苏需由接受过作为单独 / 团队成员培训过的医务人员进行复苏的预期和准备工作。

2. 大多数新生儿不需要立即进行脐带结扎或复苏，可在出生后的母婴皮肤接触期间再予以监测和评估。

3. 出生后需要复苏支持的新生儿，肺部扩张和通气是首要任务。

4. 心率上升是有效通气和对复苏措施有反应的最重要指标。

5. 脉搏血氧饱和度用于指导给氧以及达到目标血氧饱和度。

6. 如果采取了包括气管插管在内恰当的通气措施，但心率对通气的反应仍不佳，可以进行胸外按压。

7. 胸外按压时和使用药物时的心率反应都应进行心电图的常规监测。

8. 如果新生儿对胸外按压的反应不佳，提供肾上腺素可能是合理的做法，并且最好通过静脉通路实施。

9. 如果新生儿对肾上腺素无反应且有与失血相符的病史或检查发现，可能需要扩容。

10. 如果对所有复苏步骤均已有效完成，而在 20 分钟后新生儿仍未出现心率反应，应与团队及患儿家属讨论调整救治方向。

5-3　新生儿复苏后的监护和管理

新生儿初步复苏（初级生命支持）成功后大部分患儿可以进入母婴同室进行常规护理，但部分患儿有可能再次恶化，需要像成人那样序贯进入 NICU 进行高级生命支持技术和监护，初级生命支持和高级生命支持应作为胎儿 - 新生儿过渡期间完整链条连续管理，以重度窒息患儿关键不良结局为导向，以复苏后的病理生理学变化为基础，以符合患儿家庭和复苏人员共同利益为原则，重点做好脑、心、肺、肾、胃肠、肝脏等器官系统的综合管理，最大化的达到器官功能保护和修复的目的，各器官功能损害的诊断和处理见下。

5-4　新生儿复苏后各器官损害的诊断和管理

脑	肺	心	肾	胃肠	肝
HIE：参照足月儿缺氧缺血性脑病*的诊断标准并按亚低温治疗方案实施亚低温治疗	肺损害：Ⅰ型或Ⅱ型呼吸衰竭，需要无创/有创呼吸支持，出现持续性肺动脉高压，肺出血，出现新生儿窒息合并肺损伤及ARDS	心脏损害：心率减慢/心音低钝。心力衰竭表现：烦躁、哭闹、青紫。循环不良：面色苍白、指端青紫等，严重心律紊乱或心搏骤停，EKG/ECHO/心肌酶异常	肾脏损害：临床有少尿、无尿持续24~48h，血尿素氮>7.14mmol/L，肌酐>100μmol/L，血β$_2$微球蛋白和尿β$_2$微球蛋白异常，生后24h左右肾动脉主干收缩期峰值血流改变	胃肠损害：喂养不耐受和胃滞留；腹胀、呕吐咖啡样物、便血、肠鸣音减弱或完全消失；X射线呈现肠胀气、僵硬肠段、间隙增厚、肠壁积气、肠梗阻或穿孔等	肝损害：生后1周内血清丙氨酸转氨酶>80U/L

*：足月儿缺氧缺血性脑病（hypoxic ischemic encephalopathy, HIE）的诊断：①有明确的可导致胎儿宫内窘迫的异常产科病史，以及严重的胎儿宫内窘迫表现（胎心<100次，持续5min以上；和/或羊水Ⅲ度污染），或者在分娩过程中有明显窒息史。②出生时有重度窒息，指Apgar评分1min≤3分，并延续至5min时仍≤5分；或者出生时脐动脉血气pH值≤7。③出生后不久出现神经系统症状、并持续至24h以上。④排除电解质紊乱、颅内出血和产伤等原因引起的抽搐，以及宫内感染、遗传代谢性疾病和其他先天性疾病所引起的脑损伤。

（王来栓）

第六章

新生儿水、电解质与酸碱平衡

第一节 液 体 疗 法

6-1 胎儿期和婴儿期体液组成的变化

① 与足月儿相比，早产儿处于体液总量过多和细胞外液扩张状态：胎龄越小，体液占体重比例越高，增多部分主要是细胞外液；早产儿比足月儿含有较多的钠、氯和稍低的钾。

② 出生后体液总量继续减少，主要由于细胞外液的收缩和肾功能改善：可出现尿量增多、尿钠排泄增多和体重下降现象，但不伴脱水和低钠血症，称为生理性体重下降，足月儿可丢失体重多达 5%~10%；极早产儿体重丢失则可多达 10%~15%。

③ 生理性体重下降是新生儿对宫外生活过渡和适应的反映，早期液体疗法目的是让新生儿成功过渡。

④ 若期间补液或补钠过多，细胞外液继续扩张，可延迟出生后体液分布的适应性变化，导致 PDA、BPD 和 NEC 等发病率增高。

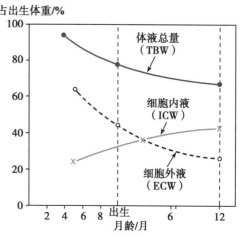

胎儿期和婴儿期体液组成的变化

水和电解质紊乱的新生儿的处理原则

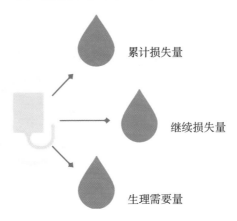

累计损失量

继续损失量

生理需要量

生理需要量又称"维持液"
"维持液"需要量的计算原理与其他年龄组明显不同。

6-2　新生儿维持液需要量的估计

单位：ml/（kg·d）

项目	足月儿		早产儿	
	生后第1天	出生1周后	生后第1天	出生1周后
不显性失水（IWL）	20	20	60	55
尿量	50	60~95	40	80
大便	/	10~15	/	10
生长	/	10~15	/	10
内生水	/	−15	/	−10
小计	70	120~150	100	150
生理性体重下降时允许负水平衡	−10	/	−20	/
总计	60	120~150	80	150

6-3　影响新生儿 IWL 的因素

影响因素	对 IWL 的影响
新生儿成熟度	与出生体重和胎龄成反比
呼吸窘迫	当吸入干燥气体时，经呼吸道 IWL 增加
环境温度超过中性温度	增加 IWL，与增高的温度成正比
体温升高	增加 IWL 多达 300%
皮肤破溃、损伤或先天性缺陷	增加 IWL 幅度不等
远红外辐射台保暖	增加 IWL 约 50%
光疗	增加 IWL 约 50%
运动或哭闹	增加 IWL 多达 70%
环境或吸入气湿度高	环境蒸气压增加到 200% 时，IWL 降低 30%
塑料防热罩	降低 IWL30%~70%
塑料毯或塑料仓	降低 IWL30%~70%
半透膜	降低 IWL50%
皮肤搽剂	降低 IWL50%

6-4　不同胎龄和日龄新生儿在环境湿度 50% 时的经皮肤 IWL

单位：ml/（kg·d）

胎龄	例数	0~1 天	3 天	7 天	14 天	21 天	28 天
25~27 周	9	129±39	71±9	43±9	32±10	28±10	24±10
28~30 周	13	42±13	32±9	24±7	18±6	15±6	15±6
31~36 周	22	12±5	12±4	12±4	9±3	8±2	7±1
37~41 周	24	7±2	6±1	6±1	6±1	6±0	7±1

引自：Rennie JM, Rennie & Roberton's Textboox of Neonatology 5th ed. Philadalphia: Elsevier Churchill Livingstone, 2012, 331-343.

6-5   新生儿维持液需要量

单位: ml/（kg·d）

出生体重	<750g	>750~1 000g	>1 000~1 500g	>1 500~2 500g	>2 500g
第 1 天	100~150	80~100	70~80	60~80	60~80
第 2 天	120~180	100~140	80~100	80~100	80~100
第 3~7 天	150~200	100~150	100~150	100~150	100~150
第 2~4 周	120~180	120~180	120~180	120~180	120~160

引自: 周文浩, 程国强. 早产儿临床管理实践. 北京: 人民卫生出版社, 2016, 141.

6-6   ELBW 的超未成熟儿高渗综合征的发病机制

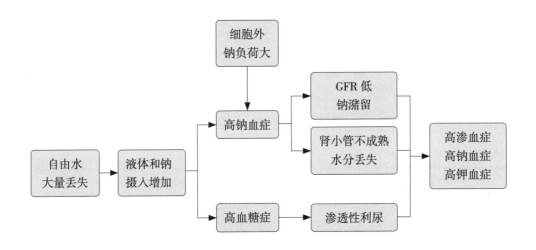

- 大量游离水经皮肤蒸发丢失, 临床医生通常会增加液体摄入量来补充, 并常规在生后第 2 天开始补钠以补充预期的尿钠丢失;
- 这些输入对婴儿不成熟的肾小球均会造成巨大的外源性钠负荷, 引起大量的钠潴留在细胞外液中;
- 经皮肤的迅速脱水和肾小球滤过率低可进一步导致钠的潴留;
- 肾小管的浓缩功能不成熟又使大量的水经肾脏丢失, 葡萄糖超负荷和高血糖也可引起渗透性利尿;
- 结果到生后 48~72h 时, 高渗透压、高钠和高钾状态相继发生;
- 高血钠、高血糖和高渗透压均可导致中枢神经系统损害, 因此应尽可能地减少 IWL 丢失。

6-7　ELBW 早产儿的液体疗法

1. 液体量：
- 第 1 天：100~105ml/（kg·d），不需补钠和钾；
- 第 2~4 天：渐增至 180ml/（kg·d）；
- 第 4~7 天：液体量减少 10%~20%，以不超过每天 150ml/kg 为宜

2. 应用塑料罩和增加湿度，减少 30%~50% 的 IWL

3. 允许每天丢失体重 1%~3%，直至总体重丢失达出生体重的 15%~20%

4. 控制葡萄糖输注速率 4~6mg/（kg·min），严密监测血糖

5. 尿量增加后和血钠 <145mmol/L 时才开始补充钠，剂量 2~3mmol/kg，偶而可高达 4~6mmol/（kg·d），以维持正钠平衡

6. 补钾应等到生理性利尿发生之后和血钾 <4 mmol/L 才开始，用量：1~3mmol/（kg·d）

　　记住：如果不设法防止 ELBW 早产儿过大的 IWL，要维持他们的水平衡是困难的。通过预防过度的 IWL 而不是补充过多的 TWL 可明显减少极早产儿的并发症，可以通过改善婴儿的环境来达到。

6-8　液体平衡的监测

体重	每天	稳定地初始丢失 1%~2%，最大体重丢失可变，但是通常范围为 5%~10%；体重增加应当在生后 7~10 天开始
尿量	持续	每 4~8h 总结 1 次：超未成熟儿应当 >0.5 ml/（kg·d）；以后，所有婴儿都应 >2~3ml/（kg·d）；<1ml/（kg·d）需要检查肾功能
血清钠	每天 1 或 2 次	132~144mmol/L
血清钾	每天 1 或 2 次	3.8~5.7mmol/L（溶血除外）
血清肌酐	每天 1 次	出生后应当稳定的下降

| 第二节 | 电解质紊乱

6-9   新生儿低钠血症（<130mmol/L）的原因和处理

新生儿低钠常见原因	处理原则
出生时即低钠：母亲血钠水平低	低钠 + 体重增加 = 水过量 ↓ 液体限制
早产儿低钠血症：由于肾小管功能不成熟	低钠 + 体重丢失 = 钠（水）耗竭 ↓ 补充较多的钠（和水）
突然起病的低钠血症：常常是稀释性的	**急性低钠血症** ● 限水； ● 4h 内提高血钠至 125mmol/L； ● 24~48h 使血钠恢复正常
经胃肠道和反复腰椎穿刺钠的额外丢失引起的低钠血症	**慢性低钠血症** ● 缓慢恢复血钠水平，至少 48~72h<32 周，应增加钠摄入 [4~6mmol/（kg·d）]

6-10   新生儿高钠血症（>150mmol/L）的原因和处理

新生儿高钠常见原因	处理原则
喂以稀释不当的高钠口服补液盐或配方乳	高钠 + 体重丢失 = 水耗竭 ↓ 给予较多的水（和适当的钠）
应用过多的 $NaHCO_3$	高钠 + 体重增加 = 钠摄入过多 ↓ 减少钠摄入（和 / 或减少液体量）
ELBW 早产儿经皮肤大量的 IWL	**高钠血症存在脱水伴休克时** ● 首先扩容（0.9%NaCl）； ● 0.45%NaCl 和 5%GS 直至有尿； ● 0.2%NaCl 和 5%GS 至血钠恢复正常；
母乳喂养可致高钠血症：初乳 Na^+ 含量可高达（65±4）mmol/L；成熟乳 Na^+ 含量仅为（7±2）mmol/L	● 纠正脱水时间不少于 48h **降低血钠速率以每天降低 10~15mmol/L 或每小时降低 0.6mmol/L 为宜**

6-11　新生儿高钾血症（≥6.0mmol/L）的原因和处理

新生儿高钾的常见原因	高钾血症的处理原则
最常见于极早产儿 钾摄入过多：短期内给予大量钾、输血 肾脏排钾障碍：肾衰竭、血容量减少、脱水、肾上腺皮质功能不全 钾从细胞内释放或移出：溶血、缺氧缺血、败血症、酸中毒、休克、低体温	正常血清钾维持在 3.5~5.5mmol/L； 当血清钾 >6mmol/L 时才出现临床症状。 随着血钾的升高，可出现进行性心律失常 T 波高尖 ⟶ 室性心律失常，QRS 波群增宽 ⟶ 正弦的 QRS 波群 ⟶ 心搏骤停 **高钾血症的处理原则：** ● 立即停止任何含钾液体的输注； ● 用碳酸氢钠纠正代谢性酸中毒，促进细胞的 K^+-H^+ 交换； ● 静脉输注胰岛素葡萄糖溶液，促进细胞对钾的摄取：开始用 0.05U/kg 胰岛素加 10% 葡萄糖液 2ml/kg 静脉推注，然后以 10% 葡萄糖液加胰岛素每小时 0.1U/kg 维持，严密监测血糖； ● 如存在 ECG 改变，给予葡萄糖酸钙以稳定心肌：10% 葡萄糖酸钙 1~2ml/kg，在 0.5~1h 内缓慢静脉应用，同时必须监测 ECG； ● 利尿剂可增加钾排出：呋塞米每次 1mg/kg 静脉注射； ● 如上述治疗无效，可采用腹膜透析、新鲜全血双倍换血、连续性肾脏替代治疗（CRRT）等。

第三节 | 酸 碱 平 衡

6-12 新生儿酸中毒的诊断与鉴别诊断流程

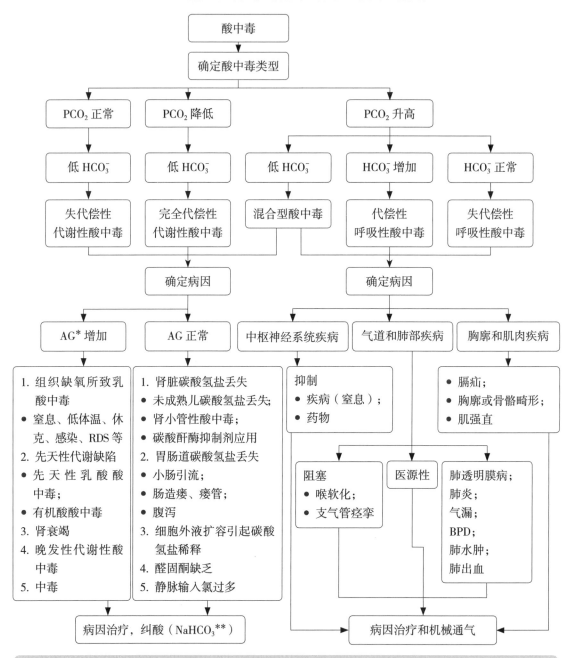

*：阴离子间隙（AG）反映细胞外液未测定的阴离子和阳离子量的差值。正常新生儿 AG 范围在 5~15mmol/L。根据 AG 高低，可将代谢性酸中毒分为 AG 增高和正常两类。

**：碳酸氢钠 NaHCO₃ 是治疗代谢性酸中毒的最常用液体，应在有效通气建立后缓慢并经稀释应用。剂量（mmol）=BE 负值数（mmol/L）×体重（kg）×0.3。临床一般用计算量的半量给予。进一步的碳酸氢钠用量常根据血气分析而定。

6-13 新生儿碱中毒的诊断与鉴别诊断流程

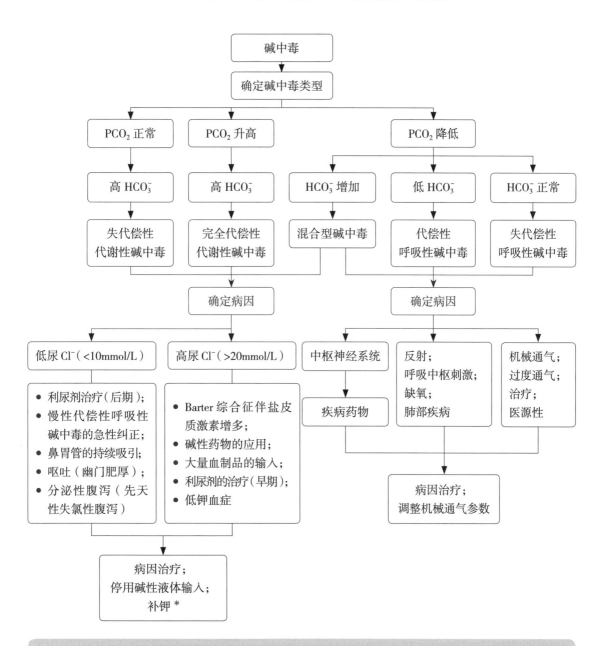

（邵肖梅）

第七章

新生儿营养

7-1　新生儿的营养需要量

需要量	早产儿		足月儿	
	肠内	肠外	肠内	肠外
水［ml/（kg·d）］	150~200	120~150	120~150	100~120
能量［mg/（kg·d）］	110~130*	90~100	100~120	80~90
蛋白质［mg/（kg·d）］	3~3.8*	2.5~3.5	2~2.5	2~2.5
碳水化合物［mg/（kg·d）］	8~12	10~15	8~12	10~15
脂肪［mg/（kg·d）］	3~4	2~3.5	3~4	2~4
钠［mg/（kg·d）］	2~4	2~3.5	2~3	2~3
氯［mg/（kg·d）］	2~4	2~3.5	2~3	2~3
钾［mg/（kg·d）］	2~3	2~3	2~3	2~3
钙［mg/（kg·d）］	210~250	60~90	130	60~80
磷［mg/（kg·d）］	112~125	40~70	45	40~45
镁［mg/（kg·d）］	8~15	4~7	7	5~7
铁［mg/（kg·d）］	1~2	0~0.2	1~2	0.1~0.2

续表

需要量	早产儿		足月儿	
	肠内	肠外	肠内	肠外
维生素 A（IU/d）	700~1 500	700~1 500	1 250	2 300
维生素 D（IU/d）	400	120~260	300	400
维生素 E（IU/d）	6~12	2~4	5~10	7
维生素 K（mg/d）	0.05	0.06~0.1	0.05	0.2
维生素 C（mg/d）	20~60	35~50	30~50	80
维生素 B_1（mg/d）	0.2~0.7	0.3~0.8	0.3	1.2
维生素 B_2（mg/d）	0.3~0.8	0.4~0.9	0.4	1.4
维生素 B_6（mg/d）	0.3~0.7	0.3~0.7	0.3	1
维生素 B_{12}（μg/d）	0.3~0.7	0.3~0.7	0.3	1
烟酸（mg/d）	5~12	5~12	5	17
叶酸（μg/d）	50	40~90	25~50	140
维生素 H（生物素）（μg/d）	6~20	6~13	10	20
锌［μg/（kg·d）］	800~1 000	400	830	250
铜［μg/（kg·d）］	100~150	20	75	20
锰［μg/（kg·d）］	10~20	1	85	1
硒［μg/（kg·d）］	1.3~3	1.5~2	1.6	2
铬［μg/（kg·d）］	2~4	0.2	2	0.2
钼［μg/（kg·d）］	2~3	0.25	2	0.25
碘［μg/（kg·d）］	4	1	7	1

*：近年来主张早产儿能量需要 110~135kcal/（kg·d），蛋白质 3.5~4.5g/（kg·d），根据早产的程度增加而增加

引自：Spitzer AR. Intensive care of the fetus and neonate· 2nd Ed. USA；Elsevier, Inc, 2005.

7-2　早产儿按孕龄和追赶生长所需的蛋白质摄入量和蛋白质能量比值

矫正胎龄	无脂肪体重	VLBW 儿蛋白质参考摄入量（无追赶生长）	蛋白质 / 能量比值	ELBW 儿蛋白质参考摄入量（伴追赶生长）	蛋白质 / 能量比值
26~30 周	16~18g/（kg·d）	3.8~4.2	3.3g/100kcal	4.4	3.4g/100kcal
30~36 周	14~15g/（kg·d）	3.4~3.6	2.8g/100kcal	3.8~4.2	3.3g/100kcal
36~40 周	13g/（kg·d）	2.8~3.2	2.4~2.8g/100kcal	3.0~3.4	2.6~2.8g/100kcal

7-3　胎儿宫内生长速率参考值

胎龄	体重增长	胎龄	体重增长
<28 周	20.0g/（kg·d）	34~36 周	13.0g/（kg·d）
28~31 周	17.5g/（kg·d）	37~38 周	11.0g/（kg·d）
32~33 周	15.0g/（kg·d）	39~41 周	10.0g/（kg·d）

7-4　接受肠内或肠外营养支持的 VLBW 的实验室监测方案

监测项目	肠外营养		肠内营养	
	初始阶段	稳定阶段	初始阶段	稳定阶段
生长				
体重	每天	每天	每天	每周
身长	基础值	每周	每周	每周
头围	基础值	每周	每周	每周
摄入量和排出量	每天	每天	每天	每周
葡萄糖				
血	必要时	必要时	基础值	必要时
尿	1~3 次 /d	必要时	基础值	必要时
电解质	1~3 次 / 周	每隔 1~2 周	基础值	每隔 2~3 周

续表

监测项目	肠外营养		肠内营养	
	初始阶段	稳定阶段	初始阶段	稳定阶段
钙、镁、磷	2~3 次 / 周	每隔 1~2 周	基础值	每隔 2~3 周
甘油三酯	剂量增加时每天	每隔 1~2 周	必要时	必要时
BUN/ 肌酐	2~3 次 / 周	每隔 1~2 周	基础值	每隔 2~3 周
血清白蛋白	基础值	每隔 2~3 周	基础值	每隔 2~3 周
肝酶	基础值	每隔 2~3 周	基础值	每隔 2~3 周
碱性磷酸酶	基础值	每隔 2~3 周	基础值	每隔 2~3 周
血细胞计数	基础值	每隔 2~3 周	基础值	每隔 2~3 周
维生素 / 微量元素 / 其他	必要时	必要时	必要时	必要时

注：初始阶段是指调整肠外营养或肠内喂养到满足个体婴儿能量和营养素需要量的阶段；
　　稳定阶段是指代谢处于稳定状态的婴儿。

第二节　危重新生儿的肠外营养

7-5　根据早产儿和危重足月儿疾病状态的 3 阶段营养方案 /kg·d^{-1}

营养素	过渡期	稳定生长期	出院后期
能量（kcal）	70~80	105~135	100~120
蛋白质（g）	1.0~3.0	3.5~4.0（<1 000g）	2.2
		3.0~3.6（>1 000g）	
脂肪（g, 热卡 %）	0.5~3.6	4.5~6.8	4.4~7.3
	10~50	40~55	40~55
碳水化合物（g）	5.0~20	7.5~15.5	7.5~15.5
钙（mmol）	1.5~2.0	4.0~6.0	6.3mmol/d（母乳）
			9.4mmol/d（人工）
磷（mmol）	1.0~1.5	2.5~3.8	3.4mmol/d（母乳）
			8.8mmol/d（人工）

续表

营养素	过渡期	稳定生长期	出院后期
镁（mmol）	0.2~0.25	0.2~0.4	0.2~0.6
钠（mmol）	1.0~3.0	2.5~4.0	2.0~3.0
氯（mmol）	1.0~3.0	2.5~4.0	2.0~3.0
钾（mmol）	2.5~3.5	2.5~3.5	2.5~3.5
铁（mg）	0	4~6 周开始 3.0~4.0（<1 000g） 2.0~3.0（>1 000g）	3.0~4.0（<1 000g） 2.0~3.0（>1 000g）

① 过渡期：出生后头 7 天，以疾病和生理学不稳定为特征。由于疾病影响，患儿处于分解代谢状态

- 营养策略：经肠道外维持营养和代谢平衡，预防糖原、肌肉和脂肪分解。肠内仅给予微量喂养

② 稳定生长期：指住院期间临床稳定的早产儿，特征为生理学稳定和处于合成代谢状态

- 营养策略：为了达到宫内的生长速率，选用强化早产儿人乳或早产儿配方乳

③ 出院后期：指从出院至 1 岁的早产儿，也处于生长和合成代谢状态。他们在住院期间累积了大量的能量、蛋白质和矿物质的缺失，存在明显的 EUGR

- 营养策略：应用营养丰富的出院后配方乳或半量强化人乳喂养，帮助其完成追赶生长

7-6　对 LBW 儿的早期积极地营养实践的证据基础：推荐和证据质量

实践	推荐强度	证据等级
出生后立即肠外提供能量： ① 开始葡萄糖输注提供 6mg/（kg·min）左右； ② 7 天时增加到 10mg/（kg·d）； ③ 维持血糖 50~120mg/dl	推荐	B
及时肠外供给氨基酸： ① 在出生后几小时内开始 3.0g/（kg·d）； ② 以 0.5~1.0g/（kg·d）速度增加直至 4.0g/（kg·d）	推荐	B
出生后 24~30h 内开始肠外供给脂肪乳： ① 开始剂量 0.5~1.0g/（kg·d）； ② 以 0.5~1.0g/（kg·d）的速度增加直至 3.0~3.5g/（kg·d）	推荐	B
出生后 5 天内开始微量肠内喂养 10ml/（kg·d）（尽量母乳）； 以 10~20ml/（kg·d）的速度逐渐增加奶量到 150ml/（kg·d）	推荐	B

7-7 肠道外营养（PN）的实施方法

适应证： ①不能达到早期营养支持的早产儿；②任何预计不能经肠内喂养3天以上患儿	**途径：** ①周围静脉：适用于短期（<2周）或开始应用PN的患儿；②中心静脉（包括PICC）：适用于液体渗透压高或使用时间长的情况下	**时间：** 生后第一天即可开始，并持续至肠内营养提供75%的总蛋白质和能量需要*

营养液的组成及配制输注方式：全合一▲

葡萄糖♦	氨基酸	脂肪乳■	电解质	微量元素和维生素
• 出生后立即开始4~7mg/（kg·min）； • 第2天可按1~2mg/（kg·min）速率增加； • 最大不超过11~14mg/（kg·min）； • 维持血糖正常范围（2.8~8.33mmol/L）	• 选用小儿专用氨基酸； • 生后24h内就可以开始，2~3g/（kg·d）； • 以0.5~1g/（kg·d）的速率增加； • 最大3.5~4g/（kg·d）； • 极不稳定的早产儿、外科手术和肾功能不全的新生儿，应缓慢增加速率	• 生后第1天即可供给1g/（kg·d）； • 按0.5~1.0g/（kg·d）的速度增加，直至3.0~3.5g/（kg·d）； • 最大4g/（kg·d）； • 体重<1 250g和胎龄<30周的婴儿处于高胆红素血症的最大风险，脂肪输注剂量应维持在1g/（kg·d）直至黄疸开始消退	• 根据情况供给生理需要量； • 钙和磷是PN时最难维持平衡的矿物质，需要量大而在PN溶液中溶解有限	• PN前2周，除锌之外不需额外补充微量元素； • 长期PN易发生微量元素缺乏，尤其是铜和锌； • PN时需补充4种脂溶性维生素和9种水溶性维生素

*：早期PN应至少提供与能量消耗速率相匹配的能量，若要支持正常的生长速率，还需额外增加能量20~25kcal/（kg·d）。足月儿摄入能量70~90kcal/（kg·d），VLBW早产儿需80~100kcal/（kg·d）和ELBW早产儿105~115kcal/（kg·d）；

▲："全合一"肠外营养液的配制顺序：a.先将磷酸盐加入氨基酸或高浓度葡萄糖液中；b.将电解质溶液、水溶性维生素、微量元素制剂先后加入葡萄糖液或氨基酸溶液，但不能与磷酸盐加入到同一稀释液中；c.将脂溶性维生素注入脂肪乳剂；d.充分混合葡萄糖液和氨基酸溶液，与c配制的脂肪乳剂混合；e.轻轻摇动，排气后封闭待用；

♦：某些ELBW儿即使在适度的葡萄糖液输注速率时也难以耐受而发生高血糖。当ELBW儿在葡萄糖输注速率极低［<4mg/（kg·min）］的情况下仍然发生高血糖时，可短期应用外源性胰岛素开始于［0.05IU/（kg·h）］，但不推荐临床常规应用；

■：目前市场上主要有长链脂肪乳剂和中/长链脂肪乳剂两大类。一般情况下，二者均适用，但特殊情况下，如早产儿、肝功能不全、严重感染时，宜选用含中长链混合型的脂肪乳剂。

7-8   肠外营养的并发症及防治

损伤原因	临床特点	防治方法
机械损伤	主要在放置中心静脉导管时,包括气胸、血管损伤、导管移位断裂、血块栓塞、乳糜胸	• 中心静脉置管时需技术娴熟的专业人员操作; • 选择优质的导管材质
导管相关性感染	主要在应用中心静脉 PN 时,最常见病原体是凝固酶阴性葡萄球菌、金黄色葡萄球菌和白色念珠菌	• 关注导管护理的无菌技术; • 导管相关感染一旦发生,及时拔管,加用广谱抗生素; • 拔管时常规作血培养/导管末端培养,指导抗生素应用
肠外营养相关肝病	• 主要表现为胆汁淤积及肝功能损害,包括黄疸和高直接胆红素血症; • 早期敏感的非特异性实验室指标为 γ-GT 升高,以后肝脏转氨酶也可以升高; • 停止 PN 和开始肠内营养后胆汁淤积常可缓解,不可逆的肝功能衰竭仅仅发生在 PN 应用几个月之后	• 尽早开始肠内微量喂养(MEF),小量的 MEF 可以通过胆囊收缩素的分泌刺激胆汁流,降低胆汁淤积的发生; • 积极预防和治疗肠道感染; • 选择适用于新生儿或早产儿的小儿专用氨基酸溶液; • 限制豆基(ω-6)脂肪乳剂的摄入,置换成和/或联合鱼油(ω-3)基础的脂肪乳输入,减少代谢紊乱

第三节   新生儿重症监护室早产儿的肠道内营养

7-9   ELBW 和 VLBW 儿最佳肠内喂养实践的合理策略

项目	ELBW 儿	VLBW 儿
首选乳类	亲母母乳或捐赠乳 如无人乳也可选用适当的早产儿配方乳(能量 80~85kcal/100ml)	亲母母乳或捐赠乳 如无人乳也可选用适当的早产儿配方乳(能量 80~85kcal/100ml)
首次喂养时间	生后 6~48h	生后 6~48h
初始喂养(MEF)	0.5ml/(kg·h)或 1ml/kg,q.2h.	1ml/(kg·h)或 2ml/kg,q.2h.
MEF 的持续时间	1~4 天	1~4 天
喂养的进展(加奶速度) 如果持续喂养 如果 q.2h. 间断喂养	15~25ml/(kg·d) +0.5ml/(kg·h),q.12h. +1ml/kg,q.12h.	20~30ml/(kg·d) +1ml/kg,q.8h. +1ml/kg,q.8h.

续表

项目	ELBW 儿	VLBW 儿
添加人乳强化剂	奶量达到 100ml/（kg·d）	奶量达到 100ml/（kg·d）
能量摄入目标	110~130kcal/（kg·d）	110~130kcal/（kg·d）
蛋白质摄入目标	4~4.5g/（kg·d）	3.5~4.0g/（kg·d）

7-10　不同乳类主要营养素成分表（100ml 的含量）

营养素	早产儿母乳	强化后人乳	早产儿配方乳	早产儿出院后配方乳	婴儿配方乳
能量 /kcal	67.0	80.0~85.0	80.0~82.0	73.0~74.0	67.0~68.0
蛋白质 /g	1.6	2.5~2.8	2.8~3.5	2.6~2.8	1.4~1.6
脂肪 /g	3.5	4.1~4.3	4.1~4.3	3.4~4.1	3.5~3.6
碳水化合物 /g	7.3	7.9~9.6	9.7~11.0	9.9~10.5	7.3~7.6
钙 /mg	25	112~138	135~180	100~120	51~53
磷 /mg	14.5	60.0~78.0	75.0~100.0	58.0~66.0	28.0~36.0
铁 /mg	0.09	9.46~1.36	1.80~1.90	1.60~1.80	1.00~1.20
维生素 A/U	48	983~1 210	750~1 500	350~460	200~204
维生素 D/U	8.0	120.0~304.0	150.0~240.0	70.0~91.0	40.5~41.0
维生素 E/U	0.39	4.20~6.00	4.00~6.50	3.10~4.40	1.35~1.36
维生素 K/μg	2.0	7.7~11.0	7.5~12.0	8.0~11.0	5.4~5.5

7-11　喂养不耐受早产儿处理流程图

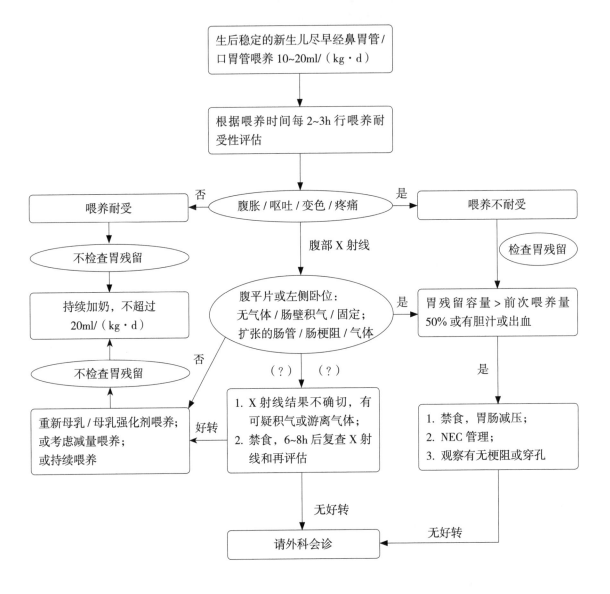

第四节 │ 早产儿出院后的营养

7-12　早产儿出院时营养风险程度的分类

早产儿分级	①胎龄	②出生体重	③宫内生长迟缓	④经口喂养
高危	<32 周	<1 500g	有	欠协调
中危	32~34 周	1 500~2 000g	无	顺利
低危	>34 周	>2 000g	无	顺利
早产儿分级	⑤奶量	⑥体重增长	⑦宫外生长迟缓	⑧并发症 *
高危	<150ml/（kg·d）	<25g/d	有	有
中危	>150ml/（kg·d）	>25g/d	无	无
低危	>150ml/（kg·d）	>25g/d	无	无

*：并发症包括 BPD、NEC、消化道结构或功能异常、代谢性骨病、严重神经系统损伤等

引自：《中华儿科杂志》编辑委员会，中华医学会儿科学分会儿童保健学组，中华医学会儿科学分会新生儿学组.早产、低体重儿出院后喂养建议.中华儿科杂志，2016，54（1）：6-12.

7-13　早产儿出院后个体化喂养方案

早产儿分级	母乳喂养	部分母乳喂养	配方喂养
高危	①足量强化母乳喂养(80~85kcal/100ml)至 38~40 周后，母乳强化调整为半量强化（ 73kcal/100ml ） ②鼓励部分直接哺乳、部分母乳 + 人乳强化剂的方式，为将来停止强化、直接哺乳做准备	①母乳量 >50%，则足量强化母乳 + 早产儿配方至胎龄 38~40 周，之后转换为半量强化母乳 + 早产儿出院后配方 ②母乳量 <50%，或缺乏人乳强化剂时，鼓励直接哺乳 + 早产儿配方（补授法）至胎龄 38~40 周，之后转换为直接哺乳 + 早产儿出院后配方（补授法）	应用早产儿配方至胎龄 38~40 周后转换为早产儿出院后配方

根据早产儿生长和血生化情况，一般需应用至校正 6 月龄左右，在医生指导下补充维生素 A、维生素 D 和铁剂

续表

早产儿分级	母乳喂养	部分母乳喂养	配方喂养
中危	①足量强化母乳喂养（80~85kcal/100ml）至38~40周后母乳强化调整为半量强化（73kcal/100ml） ②鼓励部分直接哺乳、部分母乳+人乳强化剂的方式，为将来停止强化、直接哺乳做准备	①母乳量>50%，则足量强化母乳+早产儿配方至胎龄38~40周后转换为半量强化母乳+早产儿出院后配方 ②母乳量<50%，或缺乏人乳强化剂时，鼓励直接哺乳+早产儿配方（补授法）至胎龄38~40周，之后转换为直接哺乳+早产儿出院后配方（补授法）	早产儿配方至胎龄38~40周后转换为早产儿出院后配方
根据早产儿生长和血生化情况，一般需应用至校正3月龄左右，在医生指导下补充维生素A、维生素D和铁剂			
低危	直接哺乳，给予母亲饮食指导和泌乳支持；按需哺乳，最初喂养间隔<3h，包括夜间；特别注意补充维生素A、维生素D和铁剂 如生长缓慢（<25g/d）或血碱性磷酸酶升高、血磷降低，可适当应用人乳强化剂，直至生长满意及血生化正常	直接哺乳+普通婴儿配方（补授法），促进泌乳量 如生长缓慢（<25g/d）或奶量摄入<150ml/（kg·d），可适当采用部分早产儿出院后配方，直至生长满意	采用普通婴儿配方

引自：《中华儿科杂志》编辑委员会，中华医学会儿科学分会儿童保健学组，中华医学会儿科学分会新生儿学组.早产、低体重儿出院后喂养建议.中华儿科杂志，2016，54（1）：6-12.

第五节　母乳喂养的重要性及推广技术

7-14　母乳喂养的重要性

母乳具有营养作用，同时母乳中含有的生物活性物质对新生儿尤其早产儿的生长发育具有重要作用。母乳喂养是 NICU 危重新生儿营养支持的重要措施。

- 母乳喂养有助于建立肠内营养，缩短达到全肠道喂养时间。
- 母乳喂养可降低早产儿 NEC 发生率。
- 母乳喂养可促进生长发育及远期健康。

但国内目前新生儿科仍然处于母婴分离状态，如何在母婴分离下开展母乳喂养，需要做好严格管理。

7-15 新生儿科母乳喂养推广技术

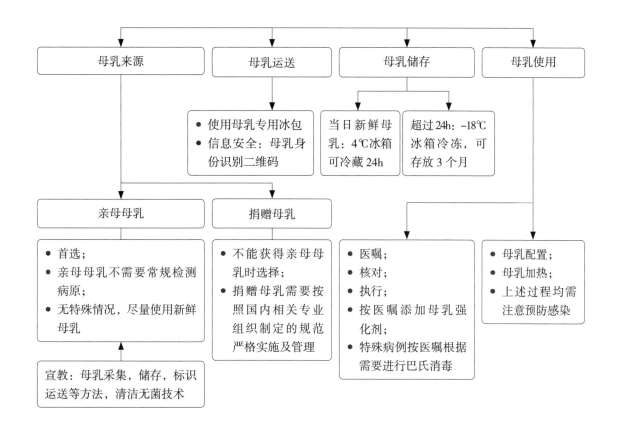

（邵肖梅 曹 云）

第八章

新生儿黄疸

| 第一节 | 新生儿黄疸的诊断与鉴别诊断

8-1 新生儿黄疸的诊断与鉴别诊断流程图

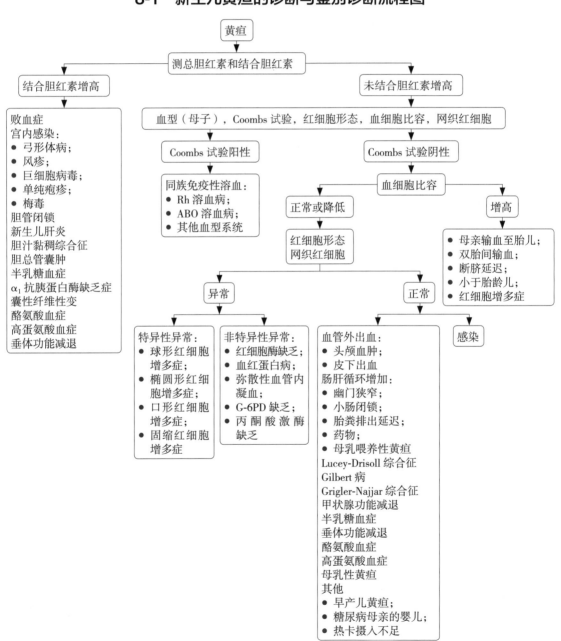

第二节 新生儿高未结合胆红素血症的管理

8-2 新生儿高未结合胆红素血症的管理流程

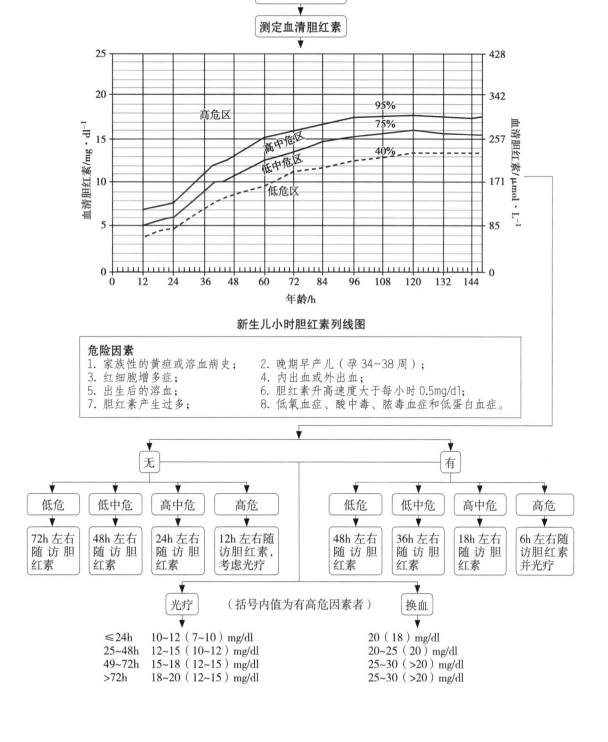

新生儿小时胆红素列线图

危险因素
1. 家族性的黄疸或溶血病史；　2. 晚期早产儿（孕 34~38 周）；
3. 红细胞增多症；　　　　　　4. 内出血或外出血；
5. 出生后的溶血；　　　　　　6. 胆红素升高速度大于每小时 0.5mg/dl；
7. 胆红素产生过多；　　　　　8. 低氧血症、酸中毒、脓毒血症和低蛋白血症。

	光疗	（括号内值为有高危因素者）	换血
≤24h	10~12（7~10）mg/dl		20（18）mg/dl
25~48h	12~15（10~12）mg/dl		20~25（20）mg/dl
49~72h	15~18（12~15）mg/dl		25~30（>20）mg/dl
>72h	18~20（12~15）mg/dl		25~30（>20）mg/dl

8-3 胎龄≥35 周高未结合胆红素血症的光疗指征

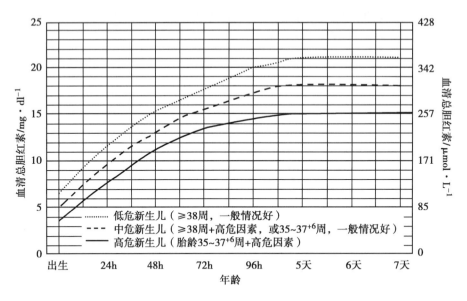

危险因素包括：同族免疫性溶血、G-6PD 缺陷、败血症、脑膜炎、窒息、体温不稳定、酸中毒、嗜睡、白蛋白 <30g/dl。

8-4 胎龄≥35 周高未结合胆红素血症的换血指征

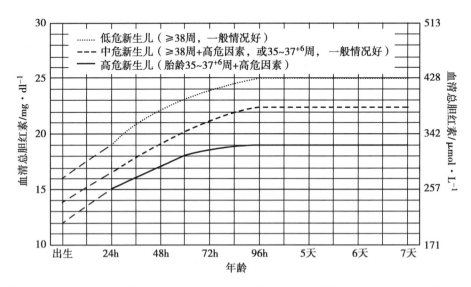

危险因素包括：同族免疫性溶血、G-6PD 缺陷、败血症、脑膜炎、窒息、体温不稳定、酸中毒、嗜睡、白蛋白 <30g/dl。

8-5　中华儿科学会推荐的出生体重 <2 500g 的早产儿光疗和换血血清总胆红素参考标准

出生体重 /g	<24h		<48h		<72h		<96h		<120h		≥120h	
	光疗	换血	光疗	换血	光疗	换血	光疗	换血	光疗	换血	光疗	换血
<1 000	4	8	5	10	6	12	7	12	8	15	8	15
1 000~1 249	5	10	6	12	7	15	9	15	10	18	10	18
1 250~1 999	6	10	7	12	9	15	10	15	12	18	12	18
2 000~2 299	7	12	8	15	10	18	12	20	13	20	14	20
2 300~2 499	9	12	12	18	14	20	16	22	17	23	18	23

注：血清总胆红素值单位为 mg/dl，1mg/dl=17.1μmol/L。

第三节　胆红素脑病

8-6　关于胆红素脑病和核黄疸的相关定义

● "胆红素脑病"是描述未结合胆红素的神经毒性所致的基底核和不同脑干核损伤的中枢神经系统表现，以往习惯将胆红素脑病与核黄疸名词互换应用。2004 年美国儿科学会建议将"急性胆红素脑病"用于描述出生后数周内由胆红素毒性所致的急性临床表现，"核黄疸"一词仅用于慢性和永久性胆红素毒性所致的临床后遗症。

● 除典型的胆红素脑病外，胆红素还可以引起其他形式的轻型神经系统损伤，表现为微妙的神经发育残疾，无经典的核黄疸临床症状，称为胆红素诱导的神经功能障碍（BIND）。

● 虽然核黄疸患者经常涉及中枢神经系统的多个位置损害，但症状常偏重于听觉或运动控制系统。很多患儿呈"孤立"的核黄疸，即仅有听觉或运动为主症状。临床上有四个主要核黄疸亚型：①经典的核黄疸；②听觉损害为主的核黄疸；③运动损害为主的核黄疸；④微小核黄疸或 BIND。所有这些类别可概括为一个更广的名词：核黄疸的谱系障碍（KSDs）。

8-7　胆红素脑病的临床表现分期

分期		临床表现	持续时间	脑电生理	磁共振
第一期	急性胆红素脑病	嗜睡、反应低下、吮吸无力、拥抱反射减弱、肌张力减低等，偶有尖叫和呕吐	12~24h	耳声发射正常，脑干听觉诱发电位异常是胆红素脑病的特征性改变 胆红素诱导的脑干听觉诱发电位的变化主要涉及波形Ⅲ和Ⅴ，损害程度轻则可逆性波间期延长，和波幅降低，进展严重者可致振幅的消失	双侧苍白球 T$_2$WI 对称性高信号是核黄疸的特征性改变 急性期在 T$_1$- 加权扫描（T$_1$WI）上双侧苍白球呈高信号，弥散加权成像（DWI）呈等信号或稍高信号；慢性胆红素脑病即核黄疸期显示 T$_2$WI 高信号，而 T$_1$WI 无明显信号异常
第二期		出现抽搐、角弓反张和发热。轻者仅有双眼凝视，重者出现肌张力增高、呼吸暂停、双手紧握、双臂伸直内旋，可出现角弓反张	12~48h		
第三期		吃奶及反应好转，抽搐次数减少，角弓反张逐渐消失，肌张力逐渐恢复	2 周左右		
第四期	慢性胆红素脑病	出现典型的核黄疸后遗症表现：①手足徐动：经常出现不自主、无目的和不协调的动作；②眼球运动障碍：眼球向上转动障碍，形成落日眼；③听觉障碍：耳聋，对高频音失听；④牙釉质发育不良：牙呈绿色或深褐色			

8-8　核黄疸面容和角弓反张

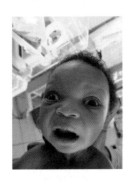

核黄疸面容

　　在严重受累的胆红素脑病急性期，有些婴儿会表现出独特的面部特征，即"核黄疸面容"。其特征包括：①落日眼，由于向上凝视麻痹所致；②眼睑回缩（与向上凝视缺陷一起构成眼科的"Collier征"）；③面部肌张力失常，表现为惊愕或焦虑的外观；④有的患儿也可能存在眼球共轭运动障碍。Collier 征与背侧中脑受累有关；面部肌张力失常可能是基底核区域损伤的表现；向上凝视障碍和眼球共轭失调均可能定位于动眼神经脑干核的累及。

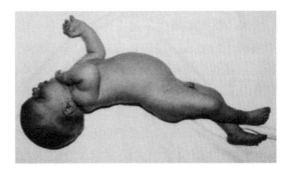

角弓反张

　　在严重受累的胆红素脑病急性期，通常会观察到自发性的或经刺激下诱发的易怒、头后仰和角弓反张，肌张力有增高的趋势，尤其是伸肌群，婴儿出现颈部或背部的后拱。以前误认为这种高张力是痉挛，其实不是，因为肌张力的增高可能是起源于锥体外系而非皮质脊髓系统。

　　（感谢美国 Tina M. Slusher 和 Joshua A. Owa 教授提供的核黄疸面容照片并允许使用）

8-9　急性和慢性胆红素脑病的磁共振成像特征

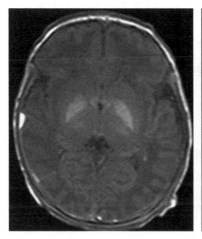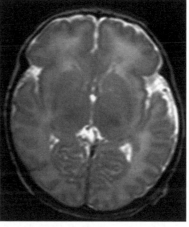

T₁WI　　　　　　　　　　　T₂WI

急性胆红素脑病的 MRI 改变

　　急性胆红素脑病的 MRI 显示为受累部位的 T₁WI 高信号、T₂WI 等信号或稍高信号、DWI 等信号，双侧苍白球区域的对称性高信号是新生儿期胆红素脑病的特征性改变。急性期的 T₁ 高信号在 1~3 周后消失。

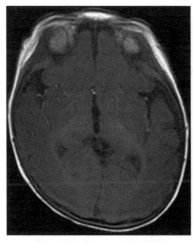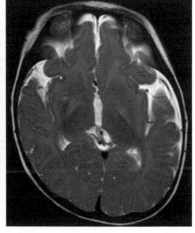

T₁WI　　　　　　　　　　　T₂WI

慢性胆红素脑病的 MRI 改变

　　慢性胆红素脑病即"核黄疸"的 MRI 显示为 T₂WI 双侧苍白球高信号，T₁WI 无明显信号异常。慢性期苍白球 T₂WI 高信号多数在生后 3~6 个月出现，可持续到生后 1~22 个月，最晚可至 3~4 岁。

需注意：新生儿期苍白球 T_1WI 高信号并非与胆红素脑病的临床表现相平行，急性期的苍白球 T_1WI 高信号仅为一种瞬态改变，与疾病的远期预后并无必然的联系。然而，若在相同部位历经数月后转变成 T_2WI 高信号（即慢性胆红素脑病）则提示预后不良。

8-10　新生儿胆红素脑病的预防

原则：

● 慢性胆红素脑病（核黄疸）尚无特异的治疗方法。早期预防和早期干预治疗是防止重症新生儿高胆红素血症的发生和预防胆红素脑病的要点。

出生前预防：

● 做好产前检查和宣教工作，尽量预防早产和难产。预防孕妇感染、治疗孕妇疾病，对疑有溶血病病史者，可监测孕妇血清抗体滴定度、置换血浆、服用苯巴比妥、做好换血应有准备。临产前不可滥用维生素 K 及磺胺类等药物。

出生后预防：

● 新生儿尤其是早产儿不宜使用维生素 K_3、磺胺类、水杨酸盐、吲哚美辛等药物。因此，当早产儿需应用吲哚美辛或布洛芬关闭动脉导管时，应确保血清胆红素在安全水平。

● 若黄疸发生早，进展快者应密切监测血清胆红素水平，达光疗或换血标准应及早给予治疗，必要时给予血浆或白蛋白以减少游离胆红素通过血脑屏障的危险性。

● 当存在低氧血症、低血糖、酸中毒时，可增加血脑屏障的通透性，需及时纠正，避免或减少因高胆红素血症发展成胆红素脑病。

● 药物疗法：酶诱导剂（如苯巴比妥、尼可刹米等）能激活葡萄糖醛酰转移酶，使未结合胆红素转化成结合胆红素，但作用较慢，自普遍应用光疗后，已经较少应用。

● 对血脑屏障尚未完善的早产儿或血脑屏障开放的黄疸患儿，凡出现嗜睡、反应迟钝、张力低下、凝视时，即使血清胆红素不甚高，也要足够重视，严密监测及干预。

● 对生后 72h 内出院的新生儿应及时随访（出院 48h 或黄疸高峰日龄）是预防重症高胆红素血症的关键环节。

第四节 | 新生儿高结合胆红素血症

8-11　新生儿胆汁淤积症的诊断与鉴别诊断

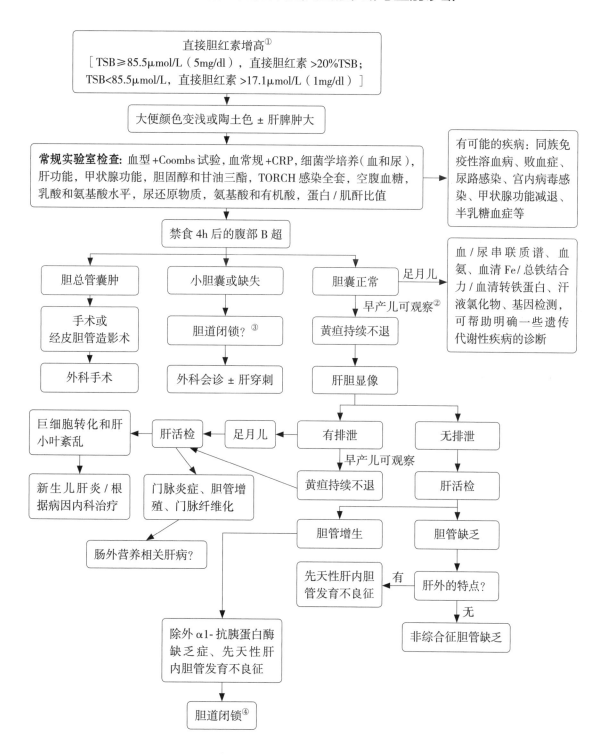

直接胆红素增高①
［TSB≥85.5μmol/L（5mg/dl），直接胆红素 >20%TSB；
TSB<85.5μmol/L，直接胆红素 >17.1μmol/L（1mg/dl）］

↓

大便颜色变浅或陶土色 ± 肝脾肿大

↓

常规实验室检查: 血型 +Coombs 试验，血常规 +CRP，细菌学培养（血和尿），肝功能，甲状腺功能，胆固醇和甘油三酯，TORCH 感染全套，空腹血糖，乳酸和氨基酸水平，尿还原物质，氨基酸和有机酸，蛋白 / 肌酐比值

→ 有可能的疾病: 同族免疫性溶血病、败血症、尿路感染、宫内病毒感染、甲状腺功能减退、半乳糖血症等

↓

禁食 4h 后的腹部 B 超

血 / 尿串联质谱、血氨、血清 Fe/ 总铁结合力 / 血清转铁蛋白、汗液氯化物、基因检测，可帮助明确一些遗传代谢性疾病的诊断

- 胆总管囊肿 → 手术或经皮胆管造影术 → 外科手术
- 小胆囊或缺失 → 胆道闭锁?③ → 外科会诊 ± 肝穿刺
- 胆囊正常 ——足月儿——
  - 早产儿可观察② → 黄疸持续不退 → 肝胆显像

肝胆显像 → 有排泄 / 无排泄

巨细胞转化和肝小叶紊乱 ← 肝活检 ← 足月儿 ← 有排泄
肝活检 → 门脉炎症、胆管增殖、门脉纤维化

新生儿肝炎 / 根据病因内科治疗

肠外营养相关肝病?

有排泄 ——早产儿可观察—— 黄疸持续不退 → 胆管增生 → 先天性肝内胆管发育不良征

无排泄 → 肝活检 → 胆管缺乏 → 肝外的特点? —有→ 先天性肝内胆管发育不良征 / —无→ 非综合征胆管缺乏

除外 α1- 抗胰蛋白酶缺乏症、先天性肝内胆管发育不良征 → 胆道闭锁④

注意: ①新生儿高结合胆红素血症是新生儿胆汁淤积症的主要特点,是指肝细胞和/或胆道对正常胆汁的合成、分泌和/或排泄功能障碍或缺损,病因复杂。②在早产儿,尤其是小胎龄的 VLBW 儿中,胆汁淤积可以作为 TPN 的代谢合并症而发生,常发生于 TPN 治疗 2 周后。静脉用的脂肪乳和其中所含的植物类固醇有损害肝功能的作用。尽早开始肠内喂养,以刺激胆汁流出,胆囊收缩和肠蠕动极为重要。③胆道闭锁要求在生后 60 天以内进行手术治疗,否则成功率明显下降。④胆道闭锁不是真正的出生缺损,大多数病例是一个不断进展的过程,伴有肝外胆道系统进行性炎症反应和纤维化闭塞。肝活检的组织病理学证实胆小管增生、小胆管阻塞、汇管通道纤维化和水肿。

(王来栓)

第九章

感染性疾病

| 第一节 | 病毒性感染

9-1　新生儿常见病毒的基本特点

病毒名称	分类	感染传播途径/时间
巨细胞病毒（CMV）	DNA病毒	先天性感染、围产期感染、出生后感染
细小病毒B19（HPV-B19）	DNA病毒	垂直传播，呼吸道、密切接触、空气尘埃，分泌物，血液制品均可传播
乙肝病毒（HBV）	DNA病毒	垂直传播，体液传播（血液、阴道分泌物、唾液、乳汁等）
单纯疱疹病毒（HSV）	DNA病毒，分为Ⅰ型和Ⅱ型，新生儿HSV感染中以Ⅱ型为主（75%~80%）	经感染的生殖道分娩、羊膜破膜后上行感染、宫内感染、出生后接触感染者
EB病毒（EBV）	DNA病毒	经口唾液传播，垂直传播、经产道感染
水痘-带状疱疹病毒（VZV）	DNA病毒，即人类疱疹病毒3型	飞沫呼吸道，直接传播，输血传播
风疹病毒（RV）	单链RNA	人是唯一宿主。飞沫或微滴传播；密切接触可传播；垂直传播
肠道病毒（EV）	RNA病毒，包括柯萨奇病毒B1-5，埃可病毒6、9、11、15型	垂直传播，上行感染、接触感染；可发生于产前、产时、产后
人免疫缺陷病毒（HIV）	单链RNA病毒，分为HIV-1和HIV-2	垂直传播，产前、产时、产后均可感染
呼吸道合胞病毒（RSV）	负链RNA病毒	飞沫传播，接触污染物传播

9-2　新生儿常见的病毒感染性疾病的临床表现特征

病毒名称		神经系统	呼吸系统	心血管系统	血液系统	肝、脾	听觉损害	眼部	骨骼、肌肉	皮肤、黏膜
巨细胞病毒 **		++	+	−	+	+	+++	+	−	
细小病毒 B19				+	+++	++				
乙肝病毒						+++				
单纯疱疹病毒	皮肤、眼、口型	−	−	−	−	−	−	+++	−	+++
	中枢感染型	+++	−	−	−	−				
	全身播散型 **	++	+	+	+	+	−	−	−	+
水痘 - 带状疱疹病毒	胎儿早期感染	+	−	−	−	−	+	+	+	++
	临产前 5 天至生后 2 天内感染		++			+				+++
	生后 10~28 天感染		+							++
风疹病毒		++	+	++	+	+	++	++	+	
肠道病毒 **		+	+	+	+	+	−	−	−	−
呼吸道合胞病毒			+++							
EB 病毒		大多数无临床表现，或为非特异性；可有发热、反应差、体重不增、气促、黄疸、呕吐、腹胀及暂时的肝大、单核细胞增多症等。无典型表现。								
人免疫缺陷病毒		新生儿期可无症状，从暴露于 HIV 到临床发作为 10 个月 ~1 年。临床诊断标准可参考《实用新生儿学》（第 5 版）表 10-1-2。								

注意：所有病例的确诊都需依靠病毒学检查结果，包括病毒分离，血清学检查或是 PCR 检测；
所有病毒引起的严重宫内感染均可导致流产、早产或不同程度的胎儿水肿和先天发育畸形；
**：严重 CMV、肠道病毒和 HSV 感染的全身播散型均可引起脓毒症样表现；
+++：表示最为明显或特异的临床表现；
−：表示不常见。

9-3 新生儿常见病毒感染性疾病的初始治疗

	药物	剂量	备注
CMV（目前仅推荐治疗症状性中枢神经系统感染或严重的局部器官损害疾病）	更昔洛韦	6mg/（kg·次），q.12h.，i.v.gtt. 维持 1h	• 总疗程 6 周，有推荐静脉更昔洛韦治疗 2 周，后续改为缬更昔洛韦口服完成 6 周疗程； • 先天性 CMV 感染治疗 6 个月
	缬更昔洛韦	16mg/（kg·d），分 2 次口服	
细小病毒 B19	无	无	• 无特殊治疗，对症支持治疗； • 孕期感染 HPV-B19 继发严重的胎儿水肿可进行宫内输血疗法； • 可将 IVIG 用于预防孕妇 HPV-B19 感染及胎儿感染后的治疗，200~400mg/（kg·d），连用 5 天
乙肝病毒	无	无	• 无特效治疗方法，对症支持治疗； • 关键在于免疫预防，阻断垂直传播
单纯疱疹病毒	阿昔洛韦	皮肤、眼、口腔感染型：20m/（kg·次），q.8h.，14 天 中枢感染型：20mg/（kg·次），q.8h.，≥21 天及脑脊液 PCR-DNA 阴性 早产儿静脉营养阿昔洛韦推荐剂量： • <30 周，20m/（kg·次），q.12h. • 30~35 周，20m/（kg·次），q.8h. • 36~41 周，20m/（kg·次），q.6h.	• 剂量需要根据体重进行调整； • 全身感染或中枢神经系统感染的患儿，静脉治疗后继续口服阿昔洛韦每次 300mg/m²，t.i.d.，6 个月； • 延迟治疗与不良预后有关，对于临床高度怀疑诊断的患儿，采取标本检查后即刻治疗； • 感染时无症状新生儿：①如母亲为活动性感染，且有既往感染史，出生 24h 内进行检测，如病毒检测阴性，不需要治疗，如病毒阳性，完善脑脊液检测，并开始治疗。考虑疗程 10 天，其间出现症状，根据临床类型给予 14~21 天治疗。②如母亲为活动性感染，且既往无感染史，出生 24h 内进行检测并给予经验性治疗，同时进行肝功能、脑脊液等检测；母亲明确为初次感染治疗方案同①，如母亲为再次感染，且新生儿病毒检测阳性，治疗方案同①，新生儿病毒检测阴性，则停用阿昔洛韦

续表

	药物	剂量	备注
水痘 - 带状疱疹病毒	阿昔洛韦 / 泛昔洛韦	10mg/(kg·次),q.8~12h., 疗程 7 天	• 无特效药物,无合并症者不需特殊处理,对症治疗; • 重症水痘或水痘肺炎可给予抗病毒治疗; • 新生儿出生后应用水痘免疫球蛋白可有效降低水痘发病率和死亡率,给予 400mg/kg,单次静脉滴注
风疹病毒	无	无	无特殊治疗,对症处理
肠道病毒	无	无	• 无特殊治疗,对症处理,必要时血液透析或 ECMO 治疗; • 可引起新生儿病房感染暴发,注意消毒隔离
呼吸道合胞病毒	无	无	• 无特异性治疗,对症支持,加强呼吸道管理; • IVIG/ 纯化的 RSV 免疫球蛋白,仅推荐用于预防和治疗高危儿、病情严重的患儿; • 干扰素; • 国内尚无 RSV 疫苗
EB 病毒	阿昔洛韦	5mg/(kg·次),q.8h.	(1)无特异性治疗方法,对症支持治疗; (2)有临床表现者可选用阿昔洛韦治疗
人免疫缺陷病毒	药物和剂量可参考《实用新生儿学》（第 5 版）492 页		常用阻断垂直传播的干预方案可参考《实用新生儿学》（第 5 版）493 页

第二节 | 细菌性感染

9-4 新生儿败血症的诊断与鉴别诊断流程图

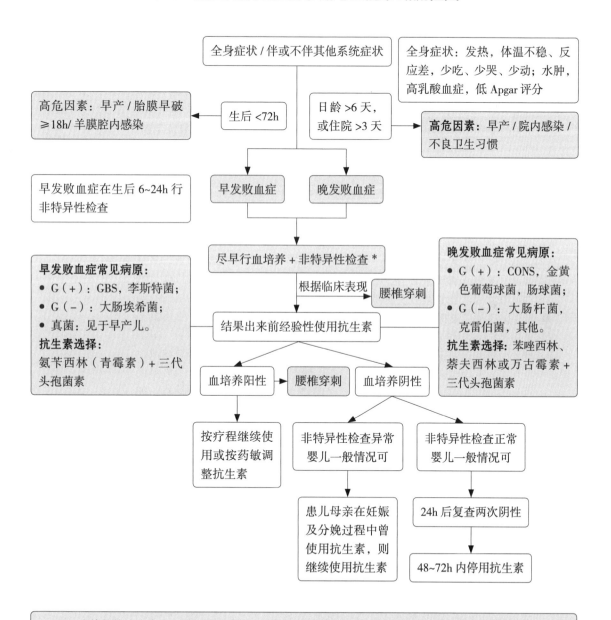

*：非特异性检查中白细胞总数，I/T 比值，血小板数量，CRP，PCT 均≥2 项阳性有诊断价值。

9-5　新生儿细菌性脑膜炎的诊断与治疗

> **新生儿细菌性脑膜炎**
> 在新生儿发生的脑膜及中枢神经系统感染

危险因素	临床表现	医技检查	治疗	预后
• **宿主**：败血症，有开放性伤口或植入性装置（如侧脑室引流）； • **病原**：具有某些特殊致病因子（如血清型Ⅲ型GBS的荚膜多糖，大肠杆菌K1和血清型Ⅳ_b型单核细胞增生性李斯特菌都含有高浓度的唾液酸），使细菌毒力增强	非特异性，与败血症难以鉴别。发热（最常见），嗜睡，烦躁，肌张力低下，惊厥，喂养不耐受，呕吐，呼吸窘迫，呼吸暂停或发绀。50%发生惊厥，通常为局灶性。晚期表现为前囟隆起和昏迷。部分患儿出现抗利尿激素异常分泌综合征	• **实验室检查**：脑脊液检查是确诊方法，包括常规、生化、培养及细菌涂片。同时，在疑似细菌性脑膜炎的新生儿应进行败血症相关检查，包括血常规、血培养、尿培养（晚发感染）； • **影像学检查**：新生儿脑膜炎易并发脑室炎、血管炎、硬膜下积液等，需要进行影像学检查以明确诊断。建议进行头颅B超及MRI检查（必要时进行增强扫描）； • **其他**：视觉和听力检查	**抗菌药物** • **药物选择**：按早发及晚发感染经验性选择抗生素，根据细菌培养及药敏结果调整抗生素，GBS和李斯特菌首选青霉素或氨苄西林。MRSA需要使用万古霉素，多重耐药肠杆菌可选择美罗培南； • **疗程**：使用抗菌药物治疗48h后复查脑脊液或血培养，从培养阴性开始计算，如无并发症，G（+）治疗14天，G（−）治疗21天； • **对症支持**：包括呼吸、循环支持，抗惊厥等，必要时肠外营养。少数合并脑室炎的患儿需要进行外科干预	死亡率明显下降，但存活患儿神经发育后遗症的发病率高（20%~50%），需要进行长期神经发育随访

9-6 先天性结核的管理

先天性结核

孕妇感染结核后可通过血流或胎盘垂直传播给胎儿，胎儿可经血流或吸入污染的羊水引起感染，导致先天性结核

危险因素

母亲肺外结核病变，如粟粒型结核或结核性心内膜炎，是先天性结核感染的高危因素。母亲在分娩前经过2~3周的抗结核治疗可减少新生儿感染结核的风险

临床表现

常在生后第2周或第3周出现症状。临床表现为非特异性，需要除外其他先天性感染（如梅毒、巨细胞病毒感染、弓形虫感染）及败血症。常表现为肝脾大、呼吸窘迫、发热、淋巴结肿大、腹胀、嗜睡或激惹、耳分泌物、皮肤丘疹样病变。少见的症状和体征包括呕吐、呼吸暂停、发绀、黄疸、惊厥和皮肤瘀斑

医技检查

- 实验室检查：抗酸杆菌涂片和培养、聚合酶链反应（PCR）、结核菌素皮肤试验（在3月龄以下婴儿检测阴性不可靠）、血常规、脑脊液、胎盘病理；
- 影像学检查：肺部、肝脏及淋巴结可进行CT检查；中枢神经系统可进行B超、MRI或CT检查

诊断

按Cantwell标准，需满足主要诊断标准和一个次要标准。

- 主要诊断标准：有明确的结核病灶（根据医技检查）；
- 次要诊断标准：①生后第1周明确的结核病灶；②肝脏原发性复合病变或肝脏干酪样肉芽肿；③胎盘或母亲生殖道结核感染；④除外生后感染

处理

根据母亲感染情况进行治疗。

- 母亲活动性结核感染，新生儿先天性结核：异烟肼、利福平、吡嗪酰胺联合治疗；
- 母亲活动性结核感染，新生儿未发生先天性结核：应用异烟肼和利福平治疗3~4个月。如果治疗后结核菌素试验呈阴性，且母亲对抗结核治疗有效，则婴儿停止治疗。如3~4月龄时结核菌素试验阳性，再次评估结核感染，并继续异烟肼治疗，每月进行评估，总疗程达9个月；
- 母亲呈结核潜伏感染状态：其新生儿无需进行结核感染的评估和治疗

预防

- 母亲潜伏感染：无需隔离或停母乳喂养；
- 母亲活动性感染/母亲疑似结核感染或确诊结核感染：隔离婴儿，直到评估结束并对母亲和婴儿进行适当的治疗

第三节 | 侵袭性念珠菌感染

9-7 新生儿侵袭性念珠菌感染的防治

危险因素

中心静脉导管、广谱抗生素或长时间使用抗生素、低体重、使用 H_2 受体拮抗剂、肠外营养、静脉脂肪乳剂、气管插管、呼吸道和胃肠道念珠菌定植、细菌性血流感染及胃肠道疾病（如先天畸形和 NEC）、NICU 住院时间长

临床表现

- **血流感染**：新生儿真菌感染临床表现非特异性，与脓毒症相似；
- **中枢神经系统**：脑膜脑炎表现；
- **重要器官**：肾脏、肺、肝脾、骨关节、心脏、视网膜等部位感染

检验

- 血、尿、脑脊液培养；
- 真菌 DNA、RNA；
- 血常规、CRP、PCT、IL-6；
- β-D- 葡聚糖试验；
- 眼底检查；
- 心脏彩超、腹部超声（肝、脾、肾等）；
- 头颅超声（或 CT、MRI）；
- 关节超声、关节腔穿刺（必要时）

治疗

治疗原则：①完善病原学检查，根据药敏结果选择用药；②经验性用药：建议单药治疗，首选两性霉素 B；如果未使用氟康唑预防，可选用氟康唑治疗。若两性霉素 B、氟康唑耐药 / 不耐受可考虑米卡芬净 [体重 <1kg，10mg/(kg·d)，≥1kg，7mg/(kg·d)，每日 1 次]

治疗方案：

（1）血流感染

- 拔除 CVC，完善全身脏器评估；
- 两性霉素 B：1mg/kg，1 次 /d，静脉输注 1~2 小时，如果不能耐受，可延长输注时间为 2~6 小时。使用 5% 或 10% 葡萄糖配制，浓度 0.1mg/ml；
- 氟康唑：日龄 <8 天，负荷量 12~25mg/(kg·次)，随后 12 mg/(kg·次)，每 48 小时 1 次。日龄≥8 天，负荷量 12~25mg/(kg·次)，随后 12 mg/(kg·次)，1 次 /d。静脉输注；
- 疗程：如无器官累及，首次复查阴性后持续用药 >14d

（2）尿路感染

- 拔除导尿管、CVC，完善泌尿系统超声检查；
- 两性霉素 B：1mg/kg，1 次 /d，静脉输注；
- 氟康唑：12mg/kg，1 次 /d，静脉输注；
- 疗程：无肾实质损害，疗程 10~14 天

（3）中枢神经系统感染

- 拔除脑室内引流管、CVC；
- 两性霉素 B：1mg/kg，1 次 /d，静脉输注；
- 疗程：>21 天，需要清除脑实质病变后停药

（4）播散性感染（如心内膜炎、肾脓肿）：延长治疗时间（>4~6 周）；

（5）持续感染：可考虑联合用药，去除局部感染灶（拔除置管、切除脓肿）等

预防

预防措施：①避免使用广谱抗生素；②避免不必要的长时间使用抗生素；③尽量减少使用血管置管（中心静脉及动脉）；④严格执行手卫生制度

预防用药：

（1）氟康唑

- GA<30 周：日龄 <7 天，3~6mg/(kg·次)，口服 / 静脉，每周 2 次，持续应用 6 周；7 天≤日龄 <42 天，3mg/(kg·次)，每 24 小时 1 次，或 6mg/(kg·次)，每 72 小时 1 次。
- 30 周≤GA<40 周：6mg/(kg·次)，每 48 小时 1 次。

（2）制霉菌素：预防消化道真菌定植 / 感染，仅适用于开始肠内营养的患儿

注：β-D- 葡聚糖试验用于检测真菌的细胞壁成分——(1,3)-β-D- 葡聚糖，可检测血液、脑脊液标本，多种侵袭性真菌感染均可阳性，但输注白蛋白或球蛋白及使用其他血制品后可出现假阳性。

| 第四节 | 先天性梅毒

9-8　先天性梅毒的管理流程

先天性梅毒

定义：从病变部位、胎盘、脐带或尸检标本检测到梅毒螺旋体；母亲在分娩时患有梅毒，未经治疗或治疗不彻底（如非青霉素治疗、分娩前 30 天内治疗）的产妇所分娩的婴儿；婴儿梅毒螺旋体试验阳性，并具有以下任何一条：体格检查符合先天性梅毒改变；长骨摄片符合先天性梅毒改变；脑脊液梅毒性病实验室玻片试验（VDRL）阳性，脑脊液细胞数或蛋白升高；梅毒特异性 19S-IgM 抗体阳性。孕期正规管理，可完全阻断母婴传播。

危险因素	临床表现	医技检查	处理	预防
母亲在分娩时患有梅毒，未经治疗或治疗不彻底（剂量不详、疗程不足、或治疗记录不详）；非青霉素治疗；分娩前 28 天内进行治疗的产妇所分娩的新生儿；无产前检查	约 2/3 患儿在出生时无症状，仅表现为低出生体重 ● **早期先天性梅毒（临床症状在 2 岁以前出现）**：鼻塞流涕，手掌和脚底的斑丘疹或大疱样皮疹，脱皮。其他包括发热、骨骼 X 射线异常、肝脾大、瘀斑、黄疸、肺炎、骨软骨炎、假性瘫痪、溶血性贫血、白细胞增多症、血小板减少和中枢神经系统病变。皮肤病变和鼻腔分泌物具有高度传染性。但治疗 24h 后，病变部分即很难找到梅毒螺旋体 ● **晚期先天性梅毒（临床症状在 2 岁以后出现）**	● **实验室检查** 1）非特异性螺旋体抗体试验（NTA）：VDRL 和 RPR 试验，婴儿 VDRL 滴度至少在稀释 2 倍后较母亲高 4 倍才能提示可能存在活动性感染。治疗后的每 2~3 个月复查抗体滴度，如持续 4 倍下降，提示治疗有效； 2）特异性抗螺旋体抗体（STA）试验：可用于早期梅毒诊断和鉴别 NTA 试验的假阳性结果；其对评估治疗效果和再发感染的作用有限。梅毒螺旋体特异性 IgM 用于诊断； ● **脑脊液检查**：脑脊液标本血清学反应阳性 VDRL 或 FTA-ABS），暗视野显微镜或 PCR 检测到梅毒螺旋体或 DNA，单核细胞数或蛋白升高，均有助于诊断中枢神经系统感染。 ● **影像学检查**：长骨 X 射线表现为骨膜炎、骨炎和干骺端硬化和病理性骨折	（1）确诊的先天性梅毒或高度疑似病例：青霉素治疗 10 天； （2）有感染危险因素，但体格检查正常，且血清学抗体滴度小于母亲 4 倍的无症状感染新生儿，需据母亲治疗情况制订方案 ● 母亲未治疗或治疗不完全，或缺少相关资料；或母亲使用红霉素或其他非青霉素类药物治疗；或母亲在分娩前 <4 周接受治疗：对新生儿进行仔细评估，并按照确诊或高度疑似病例进行治疗。如能确保随访，亦可使用苄星青霉素单次肌内注射； ● 母亲在孕期进行有效的治疗：新生儿无需评估，但推荐使用苄星青霉素单次肌内注射； ● 母亲在孕前已接受有效的治疗，且 RPR 滴度在整个妊娠期和分娩时持续维持在低水平：新生儿无需进行评估和治疗。 （3）随访：3 月、6 月、12 月龄	● 第一次产检时需进行梅毒血清学检查； ● 高危人群在妊娠 28 周和分娩时需复查梅毒血清学检查并询问性传播疾病史； ● 妊娠期间接受治疗的孕妇，孕期定期监测梅毒血清学以评估疗效

第五节 | 先天性支原体感染

9-9　新生儿脲原体感染的防治

新生儿脲原体感染

脲原体属于支原体科，包含 2 种能引起人类感染的细菌，即解脲支原体（Ureaplasma urealyticum）和微小脲原体（Ureaplasma parvum）。脲原体在育龄期女性生殖道定植率为 40%~80%，垂直传播率高，与早产、胎膜早破、绒毛膜羊膜炎、产后发热、子宫内膜炎、先天性肺炎、菌血症、脑膜炎和支气管肺发育不良等多种产科及新生儿疾病有关。

感染途径
1. 上行感染；
2. 分娩时经阴道感染；
3. 经胎盘血行感染

临床表现
1. 早产、胎膜早破、绒毛膜羊膜炎；
2. 先天性肺炎：早期即有肺间质浸润，在 10~14 天日龄时就可伴有肺囊性与增生异常等变化；
3. 脑膜炎；
4. 支气管肺发育不良：与早产儿支气管肺发育不良发生有关

诊断
依据实验室检查结果，可通过检测胎盘、羊水、脐带血、患儿呼吸道、脑脊液等部位标本脲原体进行诊断。PCR 检测的敏感度高，是目前主要的检测方法

处理
1. **先天性肺炎**：如果有早期间质性肺炎的影像学证据，且呼吸道脲原体检测阳性，可使用红霉素治疗；
2. **无菌体腔液（如血流或脑脊液）检测阳性**：使用抗生素进行治疗；
3. **早产儿支气管肺发育不良**：阿奇霉素同时具有抗炎和抗感染的作用，可考虑用于治疗存在发生支气管肺发育不良发生风险的定植早产儿

预后
早产儿宫内感染解脲原体与脑室内出血、支气管肺发育不良的发生率升高有关，并与矫正 1 岁及 2 岁时的不良神经发育结局有关

（曹　云）

第十章

呼吸系统疾病

第一节 | 呼 吸 困 难

10-1 新生儿呼吸困难的诊断与鉴别诊断

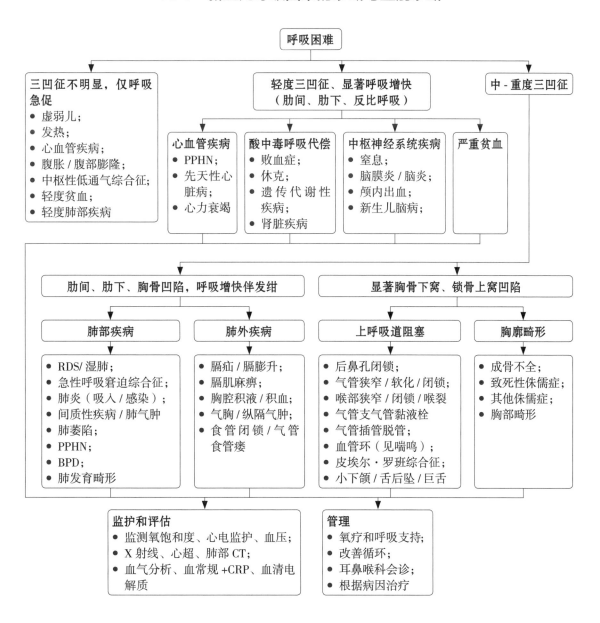

第二节 | 发 绀

10-2 新生儿发绀的病因和鉴别诊断

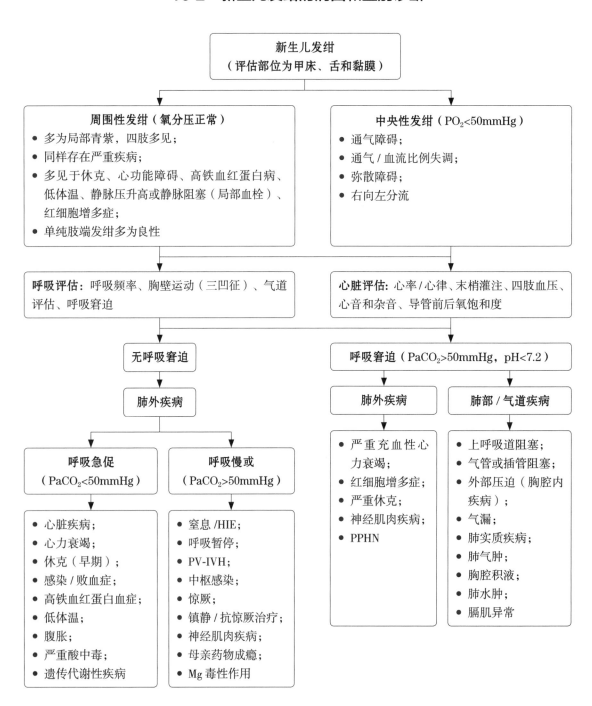

```
                新生儿发绀
          （评估部位为甲床、舌和黏膜）
```

周围性发绀（氧分压正常）
- 多为局部青紫，四肢多见；
- 同样存在严重疾病；
- 多见于休克、心功能障碍、高铁血红蛋白病、低体温、静脉压升高或静脉阻塞（局部血栓）、红细胞增多症；
- 单纯肢端发绀多为良性

中央性发绀（PO_2<50mmHg）
- 通气障碍；
- 通气/血流比例失调；
- 弥散障碍；
- 右向左分流

呼吸评估： 呼吸频率、胸壁运动（三凹征）、气道评估、呼吸窘迫

心脏评估： 心率/心律、末梢灌注、四肢血压、心音和杂音、导管前后氧饱和度

无呼吸窘迫

呼吸窘迫（$PaCO_2$>50mmHg，pH<7.2）

肺外疾病

肺外疾病

肺部/气道疾病

呼吸急促
（$PaCO_2$<50mmHg）

呼吸慢或
（$PaCO_2$>50mmHg）

- 心脏疾病；
- 心力衰竭；
- 休克（早期）；
- 感染/败血症；
- 高铁血红蛋白血症；
- 低体温；
- 腹胀；
- 严重酸中毒；
- 遗传代谢性疾病

- 窒息/HIE；
- 呼吸暂停；
- PV-IVH；
- 中枢感染；
- 惊厥；
- 镇静/抗惊厥治疗；
- 神经肌肉疾病；
- 母亲药物成瘾；
- Mg毒性作用

- 严重充血性心力衰竭；
- 红细胞增多症；
- 严重休克；
- 神经肌肉疾病；
- PPHN

- 上呼吸道阻塞；
- 气管或插管阻塞；
- 外部压迫（胸腔内疾病）；
- 气漏；
- 肺实质疾病；
- 肺气肿；
- 胸腔积液；
- 肺水肿；
- 膈肌异常

10-3　新生儿发绀的评估和管理

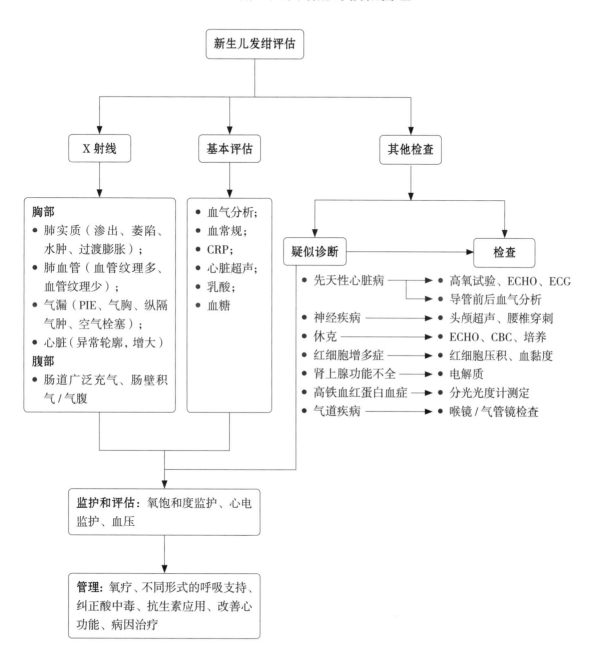

第三节 呼吸暂停

10-4 新生儿呼吸暂停的诊断和鉴别诊断

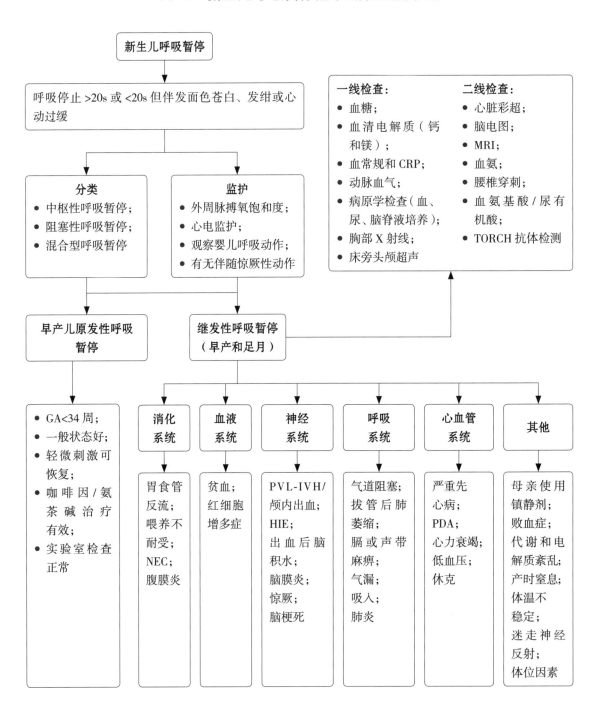

一线检查：
- 血糖；
- 血清电解质（钙和镁）；
- 血常规和 CRP；
- 动脉血气；
- 病原学检查（血、尿、脑脊液培养）；
- 胸部 X 射线；
- 床旁头颅超声

二线检查：
- 心脏彩超；
- 脑电图；
- MRI；
- 血氨；
- 腰椎穿刺；
- 血氨基酸/尿有机酸；
- TORCH 抗体检测

10-5 新生儿呼吸暂停的治疗

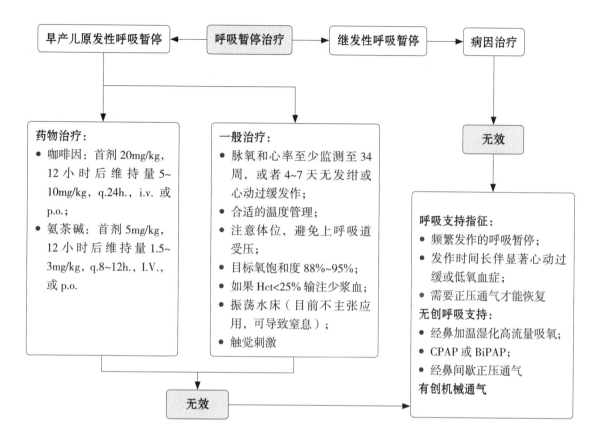

早产儿原发性呼吸暂停 ← 呼吸暂停治疗 → 继发性呼吸暂停 → 病因治疗

药物治疗：
- 咖啡因：首剂 20mg/kg，12 小时后维持量 5~10mg/kg，q.24h.，i.v. 或 p.o.；
- 氨茶碱：首剂 5mg/kg，12 小时后维持量 1.5~3mg/kg，q.8~12h.，I.V.，或 p.o.

一般治疗：
- 脉氧和心率至少监测至 34 周，或者 4~7 天无发绀或心动过缓发作；
- 合适的温度管理；
- 注意体位，避免上呼吸道受压；
- 目标氧饱和度 88%~95%；
- 如果 Hct<25% 输注少浆血；
- 振荡水床（目前不主张应用，可导致窒息）；
- 触觉刺激

无效

呼吸支持指征：
- 频繁发作的呼吸暂停；
- 发作时间长伴显著心动过缓或低氧血症；
- 需要正压通气才能恢复

无创呼吸支持：
- 经鼻加温湿化高流量吸氧；
- CPAP 或 BiPAP；
- 经鼻间歇正压通气

有创机械通气

无效

第四节 呼吸窘迫综合征

10-6　新生儿呼吸窘迫综合征的病理生理和临床特征

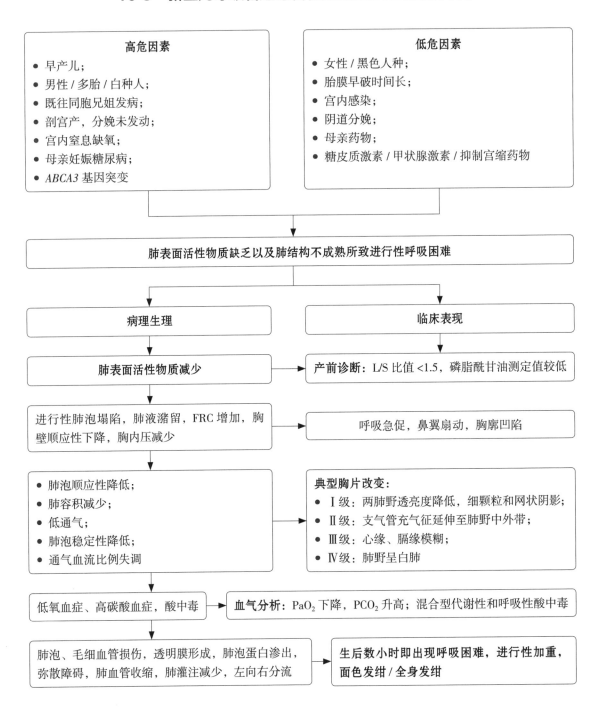

高危因素
- 早产儿；
- 男性 / 多胎 / 白种人；
- 既往同胞兄姐发病；
- 剖宫产，分娩未发动；
- 宫内窒息缺氧；
- 母亲妊娠糖尿病；
- *ABCA3* 基因突变

低危因素
- 女性 / 黑色人种；
- 胎膜早破时间长；
- 宫内感染；
- 阴道分娩；
- 母亲药物；
- 糖皮质激素 / 甲状腺激素 / 抑制宫缩药物

肺表面活性物质缺乏以及肺结构不成熟所致进行性呼吸困难

病理生理

临床表现

肺表面活性物质减少 → 产前诊断：L/S 比值 <1.5，磷脂酰甘油测定值较低

进行性肺泡塌陷，肺液潴留，FRC 增加，胸壁顺应性下降，胸内压减少 → 呼吸急促，鼻翼扇动，胸廓凹陷

- 肺泡顺应性降低；
- 肺容积减少；
- 低通气；
- 肺泡稳定性降低；
- 通气血流比例失调

典型胸片改变：
- I 级：两肺野透亮度降低，细颗粒和网状阴影；
- II 级：支气管充气征延伸至肺野中外带；
- III 级：心缘、膈缘模糊；
- IV 级：肺野呈白肺

低氧血症、高碳酸血症，酸中毒 → 血气分析：PaO_2 下降，PCO_2 升高；混合型代谢性和呼吸性酸中毒

肺泡、毛细血管损伤，透明膜形成，肺泡蛋白渗出，弥散障碍，肺血管收缩，肺灌注减少，左向右分流 → **生后数小时即出现呼吸困难，进行性加重，面色发绀 / 全身发绀**

10-7 呼吸窘迫综合征的呼吸支持治疗

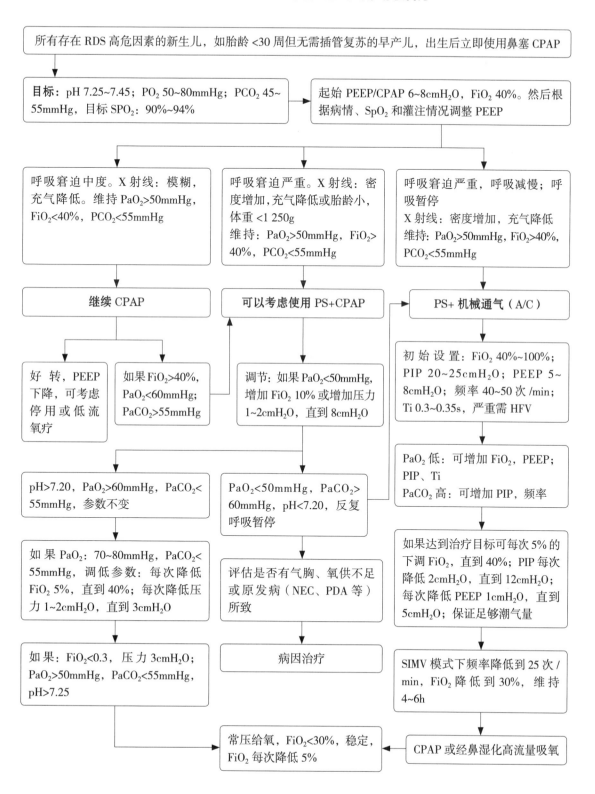

10-8　呼吸窘迫综合征患儿的肺表面活性物质药物治疗

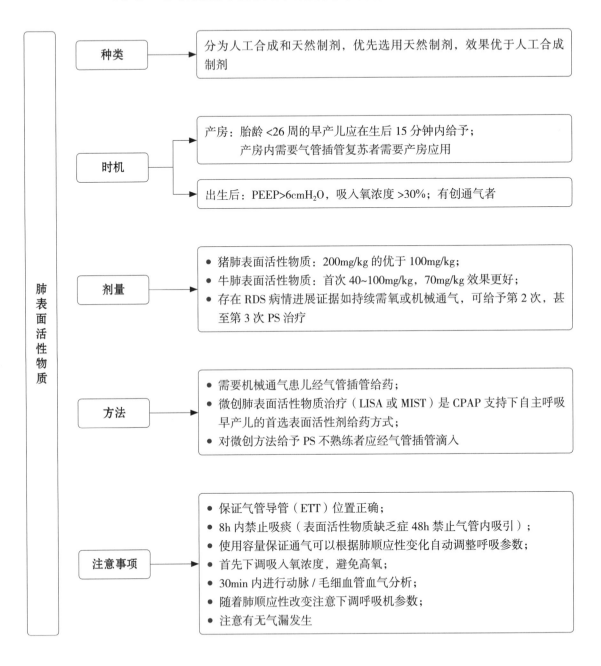

肺表面活性物质

种类 → 分为人工合成和天然制剂，优先选用天然制剂，效果优于人工合成制剂

时机
→ 产房：胎龄 <26 周的早产儿应在生后 15 分钟内给予；产房内需要气管插管复苏者需要产房应用
→ 出生后：PEEP>6cmH$_2$O，吸入氧浓度 >30%；有创通气者

剂量
→
- 猪肺表面活性物质：200mg/kg 的优于 100mg/kg；
- 牛肺表面活性物质：首次 40~100mg/kg，70mg/kg 效果更好；
- 存在 RDS 病情进展证据如持续需氧或机械通气，可给予第 2 次，甚至第 3 次 PS 治疗

方法
→
- 需要机械通气患儿经气管插管给药；
- 微创肺表面活性物质治疗（LISA 或 MIST）是 CPAP 支持下自主呼吸早产儿的首选表面活性剂给药方式；
- 对微创方法给予 PS 不熟练者应经气管插管滴入

注意事项
→
- 保证气管导管（ETT）位置正确；
- 8h 内禁止吸痰（表面活性物质缺乏症 48h 禁止气管内吸引）；
- 使用容量保证通气可以根据肺顺应性变化自动调整呼吸参数；
- 首先下调吸入氧浓度，避免高氧；
- 30min 内进行动脉 / 毛细血管血气分析；
- 随着肺顺应性改变注意下调呼吸机参数；
- 注意有无气漏发生

10-9 欧洲新生儿呼吸窘迫综合征防治共识指南（2019版）

新生儿呼吸窘迫综合征的综合管理

| 产前管理 | 产房内稳定 | PS 治疗（见本节"呼吸窘迫综合征患儿的肺表面活性物质药物治疗"） | 呼吸支持（见本节"呼吸窘迫综合征的呼吸支持治疗"） | 药物支持 | 循环管理 | 监护及支持治疗 |

- 尽可能延迟钳夹脐带至少 60s；
- 对存在自主呼吸者使用 CPAP，压力至少 6cmH$_2$O。如持续呼吸暂停或心动过缓需使用 20~25cmH$_2$O 吸气峰压进行气道正压通气；
- 复苏时应使用空气氧气混合仪控制 FiO$_2$。出生胎龄 <28 周为 0.30，28~31 周 0.21~0.30，≥32 周为 0.21，应在脉搏血氧仪监测下调整 FiO$_2$；
- 胎龄 <32 周的婴儿，应在生后 5min 内达到 ≥80% SpO$_2$（心率 >100 次 /min）；
- 气管插管仅用于经面罩正压通气无效者。对需要插管维持生命体征稳定者应给予 PS 治疗；
- 产房内稳定阶段，应将胎龄 <28 周早产儿包裹在塑料薄膜中或置于远红外辐射保暖台，减少低体温风险；
- 接受氧疗的早产儿目标 SpO$_2$ 应在 90%~94%，报警值应设置为 89% 和 95%

- 根据临床判断和疼痛评估选择性使用阿片类药物；
- 不推荐机械通气早产儿常规使用吗啡或咪达唑仑；
- iNO 治疗早产儿仅限于临床研究或明确肺动脉高压继发严重低氧血症的患儿；
- 存在呼吸暂停或需要呼吸支持者尽早应用咖啡因，负荷剂量 20mg/kg，维持剂量 5~10mg/kg

- 如确定存在组织灌注不良证据，如少尿、酸中毒、毛细血管充盈时间延长，应积极治疗低血压，而不是仅仅依赖血压的数值；
- 有症状的 PDA 可用布洛芬或对乙酰氨基酚关闭动脉导管；
- 血红蛋白（Hb）水平应维持在正常范围。推荐严重心肺疾病婴儿 Hb 阈值为 12g/dl，氧依赖婴儿为 11g/dl（HCT 30%），2 周以上稳定婴儿为 7g/dl（HCT 25%）

- 应始终维持体温 36.5~37.5℃；
- 置于加湿的暖箱时，大多数婴儿起始静脉补液量 70~80ml/（kg·d），极度不成熟早产儿可能需要更多。应根据血清钠水平和体重丢失情况调整补液量；
- 生后应立即开始肠外营养。生后第 1 天开始补充氨基酸，起始量为 1~2g/（kg·d），并快速补充至 2.5~3.5g/（kg·d）。生后第 1 天开始补充脂肪乳剂，如果耐受最多可加至 4.0g/（kg·d）；
- 如果血流动力学稳定，应在生后第 1 天开始母乳微量肠内喂养

①妊娠 <28~30 周的有早产风险的孕妇应转诊到有诊治 RDS 经验的围产中心；②对妊娠 34 周内的早产风险孕妇至少在分娩前 24h 给予单疗程产前激素治疗；③妊娠 <32 周再次出现早产征象，且距第 1 个疗程超过 1~2 周者，可重复给予 1 个疗程激素治疗；④妊娠 <32 周，紧急分娩前应给予硫酸镁治疗；⑤对极早产孕妇应考虑短期使用保胎药治疗，以有时间完成 1 个疗程产前激素治疗和 / 或将孕妇转至围产中心

引自：茹喜芳、冯琪．新生儿呼吸窘迫综合征的防治——欧洲共识指南 2019 版．中华新生儿科杂志，2019，34：239-240.

第五节 胎粪吸入综合征

10-10 胎粪吸入综合征的临床表现和评估

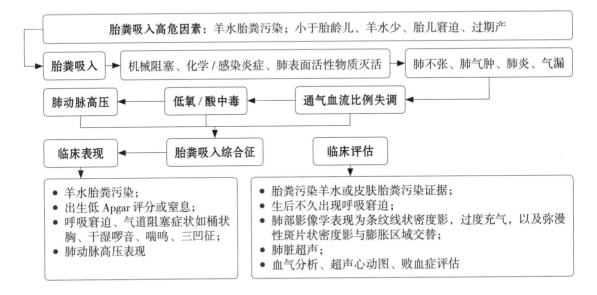

10-11 胎粪吸入综合征的管理

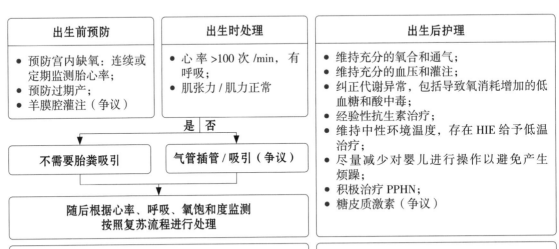

第六节　气漏综合征

10-12　气漏综合征的发生发展和治疗决策

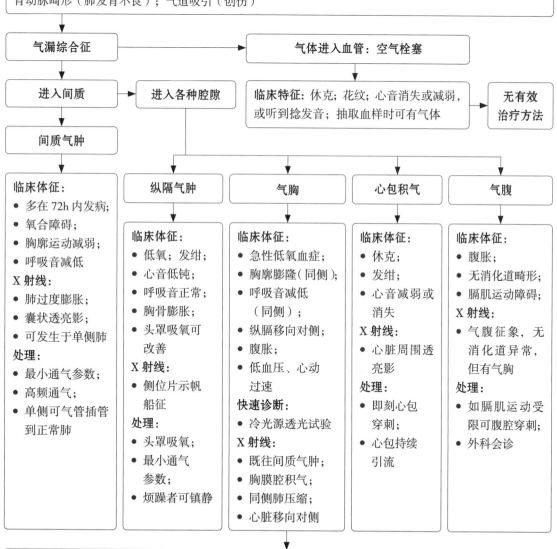

高危新生儿：辅助通气压力较高；胎粪吸入（气陷）；RDS 和湿肺（气陷）；先天性膈疝（肺发育不良）；肾动脉畸形（肺发育不良）；气道吸引（创伤）

气漏综合征 → 气体进入血管：空气栓塞

进入间质 → 进入各种腔隙　　临床特征：休克；花纹；心音消失或减弱，或听到捻发音；抽取血样时可有气体 → 无有效治疗方法

间质气肿

临床体征：
- 多在 72h 内发病；
- 氧合障碍；
- 胸廓运动减弱；
- 呼吸音减低

X 射线：
- 肺过度膨胀；
- 囊状透亮影；
- 可发生于单侧肺

处理：
- 最小通气参数；
- 高频通气；
- 单侧可气管插管到正常肺

纵隔气肿

临床体征：
- 低氧；发绀；
- 心音低钝；
- 呼吸音正常；
- 胸骨膨胀；
- 头罩吸氧可改善

X 射线：
- 侧位片示帆船征

处理：
- 头罩吸氧；
- 最小通气参数；
- 烦躁者可镇静

气胸

临床体征：
- 急性低氧血症；
- 胸廓膨隆（同侧）；
- 呼吸音减低（同侧）；
- 纵隔移向对侧；
- 腹胀；
- 低血压、心动过速

快速诊断：
- 冷光源透光试验

X 射线：
- 既往间质气肿；
- 胸膜腔积气；
- 同侧肺压缩；
- 心脏移向对侧

心包积气

临床体征：
- 休克；
- 发绀；
- 心音减弱或消失

X 射线：
- 心脏周围透亮影

处理：
- 即刻心包穿刺；
- 心包持续引流

气腹

临床体征：
- 腹胀；
- 无消化道畸形；
- 膈肌运动障碍；

X 射线：
- 气腹征象，无消化道异常，但有气胸

处理：
- 如膈肌运动受限可腹腔穿刺；
- 外科会诊

处理： ①张力性气胸即刻穿刺。②胸腔持续引流。③根据呼吸状态进行呼吸不同形式支持

10-13　气胸的肺部超声诊断

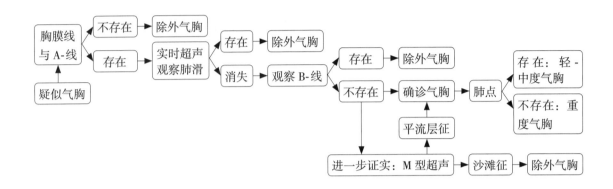

│第七节│　新生儿肺出血

10-14　新生儿肺出血的临床特点与治疗

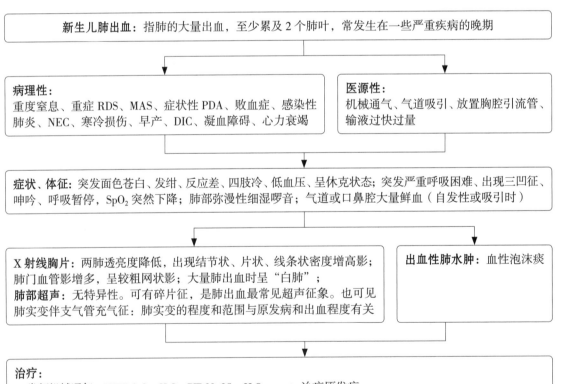

新生儿肺出血：指肺的大量出血，至少累及 2 个肺叶，常发生在一些严重疾病的晚期

病理性：
重度窒息、重症 RDS、MAS、症状性 PDA、败血症、感染性肺炎、NEC、寒冷损伤、早产、DIC、凝血障碍、心力衰竭

医源性：
机械通气、气道吸引、放置胸腔引流管、输液过快过量

症状、体征： 突发面色苍白、发绀、反应差、四肢冷、低血压、呈休克状态；突发严重呼吸困难、出现三凹征、呻吟、呼吸暂停，SpO_2 突然下降；肺部弥漫性细湿啰音；气道或口鼻腔大量鲜血（自发性或吸引时）

X 射线胸片： 两肺透亮度降低，出现结节状、片状、线条状密度增高影；肺门血管影增多，呈较粗网状影；大量肺出血时呈"白肺"；
肺部超声： 无特异性。可有碎片征，是肺出血最常见超声征象。也可见肺实变伴支气管充气征；肺实变的程度和范围与原发病和出血程度有关

出血性肺水肿： 血性泡沫痰

治疗：
- 常频机械通气：PEEP 6~8cmH$_2$O；PIP 20~25cmH$_2$O；
- 常频通气效果不好改用高频振荡通气；
- 吸引气道，开始用较小压力；
- 监测血细胞比容；
- 治疗原发病；
- 肺表面活性物质治疗；
- 对症治疗：改善微循环、纠正凝血障碍、止血、纠正贫血

第八节 ｜ 持续性肺动脉高压

10-15 新生儿 PPHN 的高危因素和诊断

肺血管发育不全：
先天性膈疝、囊性腺瘤样疾病、肺发育不良、肾脏发育异常导致的羊水减少、FGR

肺血管发育异常：
血管数量正常但肺小动脉肌层异常增厚。遗传易感性、PDA/卵圆孔早闭、肺静脉异位引流

肺血管适应不良：
围产期窒迫、肺实质疾病和细菌感染

产前高危因素：
- 宫内窒迫、羊水胎粪污染、应用选择性 5- 羟色胺再摄取抑制药、胎膜早破时间较长

产后高危因素：
- 缺氧、酸中毒、败血症

出生后肺血管阻力（PVR）升高，导致血液通过胎儿循环途径从右向左分流，发生严重且常规呼吸支持治疗无效的低氧血症，称为持续肺动脉高压

临床表现：患儿常表现为明显发绀，吸氧后一般不能缓解；心脏听诊可在左或右下胸骨缘闻及三尖瓣反流所致的收缩期杂音。因肺动脉压力增高可出现第二心音增强。任何新生儿在适当通气情况下，早期表现为与肺实质疾病的严重程度或胸部 X 射线表现不成比例的严重低氧血症，并除外气胸及先天性心脏病时均应考虑 PPHN 的可能

临床评估：
- **脉搏血氧测定：**导管前（右上肢）、后（下肢）血氧饱和度差异 >10% 或动脉血氧分压差 10~20mmHg，提示 PPHN 存在动脉导管水平的右向左分流；
- **胸片：**对于有明显低氧血症且与 X 射线片所示的肺部疾病程度不成比例时，应考虑存在 PPHN；但应与发绀型先天性心脏病鉴别；
- **超声心动图：**在 PPHN 诊断中，评估肺动脉压力十分重要；有多种超声心动图指标可直接或间接的评估肺动脉压力，几乎已经成为确诊肺动脉高压、监测不同干预方法治疗效果的"金标准"。超声检查还可排除发绀型先天性心脏病和评估心脏功能

10-16 新生儿持续肺动脉高压的管理

PPHN 的治疗目的：降低肺血管阻力，维持体循环血压，纠正右向左分流和改善氧合。除治疗原发疾病外，应给予支持治疗

呼吸管理：
- 初始 FiO_2 100%，逆转肺血管收缩；
- 目标 pH：7.35~7.45；PO_2 50~90mmHg；PCO_2 40~50mmHg；
- 多数需要有创机械通气，常频通气不理想或者 MAP 大于 12cmH₂O 可改为高频通气；
- 扩张肺血管：OI：15~25，西地那非 0.5~1mg/（kg·次），q.6h.；OI>25，吸入 NO，初始剂量 20pp；其他药物：吸入前列环素、口服波生坦、静脉应用米力农；
- ECMO 治疗：OI>40 可考虑；
- 表面活性物质，存在肺部疾病可应用

循环管理：
- 维持 MBP：45mmHg 以上，收缩压 50~70mmHg；
- 维持足够血容量；
- 维持 Hb>150g/L；
- 血管活性药物改善心功能和体循环血压：多巴胺 / 多巴酚丁胺；肾上腺素、去甲肾上腺素；
- 纠正酸中毒包括呼吸性酸中毒和代谢性酸中毒，不主张给予碱性液体

一般治疗：
- 液体量：根据尿量给予液体量，60~80ml/（kg·h），可适当限液，但需要维持血压正常；
- 镇静：减少操作，集中操作。芬太尼 1~4μg/（kg·h）或吗啡：负荷剂量 100~150μg/kg，维持量 10~20μg/（kg·h）；
- 抗生素治疗；
- 原发病治疗：膈疝手术治疗等

第九节 ｜ 支气管肺发育不良

10-17　BPD 的临床和实验室评估

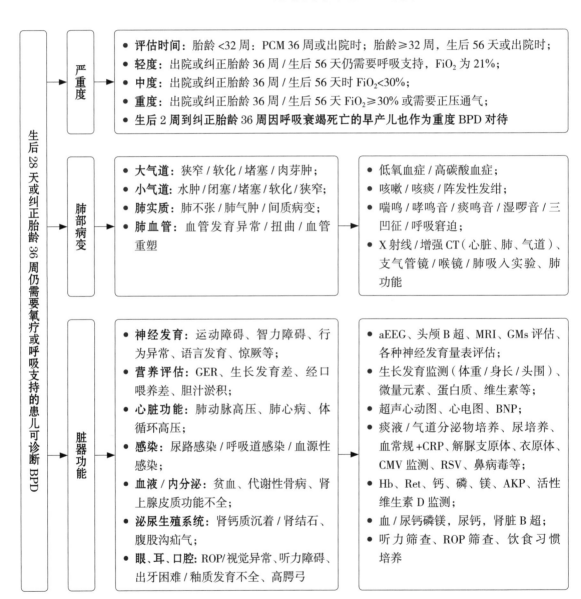

生后 28 天或纠正胎龄 36 周仍需要氧疗或呼吸支持的患儿可诊断 BPD

严重度

- 评估时间：胎龄 <32 周：PCM 36 周或出院时；胎龄 ≥32 周，生后 56 天或出院时；
- 轻度：出院或纠正胎龄 36 周 / 生后 56 天仍需要呼吸支持，FiO_2 为 21%；
- 中度：出院或纠正胎龄 36 周 / 生后 56 天时 FiO_2<30%；
- 重度：出院或纠正胎龄 36 周 / 生后 56 天 FiO_2≥30% 或需要正压通气；
- 生后 2 周到纠正胎龄 36 周因呼吸衰竭死亡的早产儿也作为重度 BPD 对待

肺部病变

- 大气道：狭窄 / 软化 / 堵塞 / 肉芽肿；
- 小气道：水肿 / 闭塞 / 堵塞 / 软化 / 狭窄；
- 肺实质：肺不张 / 肺气肿 / 间质病变；
- 肺血管：血管发育异常 / 扭曲 / 血管重塑

- 低氧血症 / 高碳酸血症；
- 咳嗽 / 咳痰 / 阵发性发绀；
- 喘鸣 / 哮鸣音 / 痰鸣音 / 湿啰音 / 三凹征 / 呼吸窘迫；
- X 射线 / 增强 CT（心脏、肺、气道）、支气管镜 / 喉镜 / 肺吸入实验、肺功能

脏器功能

- 神经发育：运动障碍、智力障碍、行为异常、语言发育、惊厥等；
- 营养评估：GER、生长发育差、经口喂养差、胆汁淤积；
- 心脏功能：肺动脉高压、肺心病、体循环高压；
- 感染：尿路感染 / 呼吸道感染 / 血源性感染；
- 血液 / 内分泌：贫血、代谢性骨病、肾上腺皮质功能不全；
- 泌尿生殖系统：肾钙质沉着 / 肾结石、腹股沟疝气；
- 眼、耳、口腔：ROP/视觉异常、听力障碍、出牙困难 / 釉质发育不全、高腭弓

- aEEG、头颅 B 超、MRI、GMs 评估、各种神经发育量表评估；
- 生长发育监测（体重 / 身长 / 头围）、微量元素、蛋白质、维生素等；
- 超声心动图、心电图、BNP；
- 痰液 / 气道分泌物培养、尿培养、血常规 +CRP、解脲支原体、衣原体、CMV 监测、RSV、鼻病毒等；
- Hb、Ret、钙、磷、镁、AKP、活性维生素 D 监测；
- 血 / 尿钙磷镁，尿钙，肾脏 B 超；
- 听力筛查、ROP 筛查、饮食习惯培养

10-18 支气管肺发育不良的预防策略

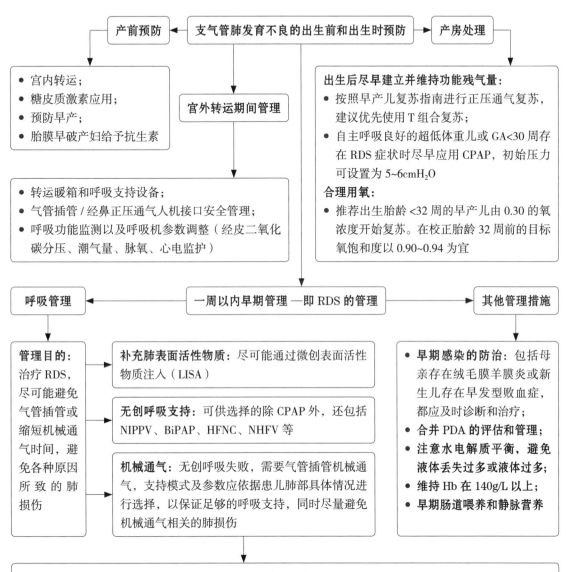

引自：中华医学会儿科学分会新生儿学组，中华儿科杂志编辑委员会．早产儿支气管肺发育不良临床管理专家共识．中华儿科杂志，2020，58：358-365.

10-19　确诊 BPD 患儿的管理

生后 1~4 周为进展期，生后 28 天或纠正胎龄 36 周仍需要氧疗或呼吸支持的患儿可诊断 BPD

液体和营养管理	肺动脉高压	控制/预防感染	抗炎治疗	呼吸管理

液体和营养管理

- 蛋白：3.5~4g/（kg·d）；
- 热卡：130~150kcal/（kg·d）；
- 液量：120~140ml/（kg·d）；
- 钙：100~140mg/（kg·d）；
- 磷：77~108mg/（kg·d）；
- 维生素D：80~400U/（kg·d）；
- 强化母乳或强化母乳 + 高热卡配方奶交替；
- 利尿剂：应用 1 周有改善可继续使用，1 周临床无改善不建议继续使用。常用药物为噻嗪类利尿剂。肺水肿发作可用袢利尿剂

肺动脉高压

- 维持目标氧饱和度，避免反复低氧；
- 急性发作可给予 iNO；
- 西地那非 1~2mg/(kg·次)，q.6h.；
- 其他：波生坦 1~2mg/kg，q.12h.

控制/预防感染

- 肺部感染控制/治疗；
- RSV 预防；
- 衣原体/支原体感染控制；
- 及时预防接种

抗炎治疗

- 阿奇霉素（早期或晚期应用有争议）；
- 白三烯受体抑制剂（有争议）；
- 激素：2 周以后，DART 方案（短疗程低剂量地塞米松随机试验方案）：地塞米松起始剂量 0.15mg/（kg·d），i.v.，持续 3 天，减量至 0.10mg/（kg·d）持续 3 天，再减量至 0.05mg/（kg·d）持续 2 天，最后减量至 0.02mg/（kg·d）持续 2 天，整个疗程持续 10 天，累计剂量 0.89mg/kg

目标氧饱和度 90%~95%；
目标血气：
pH>7.30，PCO_2<70mmHg，PO_2 50~70mmHg

急性低氧发作：
清理呼吸道/调整呼吸机参数/评估感染/评估液体量、气管插管位置/肺气漏
雾化吸入沙丁胺醇，30min 异常，连续 3 次，随后根据情况 q.4~8h.；已经应用皮质激素吸入治疗剂量加倍，无效静脉应用氢化可的松 5mg/kg

进展期呼吸管理：
尽可能无创呼吸；
小潮气量；
SIMV+VG 模式；常频下效果不理想（MAP>10，高碳酸血症或 FiO_2>0.5）可改高频

确诊和严重 BPD 呼吸支持策略：
大潮气量（10~12ml/kg）、长吸气时间（0.5~0.8s）和低呼吸频率（10~25 次/min）、PEEP 一般设置 6~10，二氧化碳潴留明显的患儿可能需要 10~15，通气模式：SIMV+PSV 或 SIMV+PS+VG

长期气管插管的患儿应考虑气管切开。气管切开有助于建立稳定的气道，减少呼吸做功，减少镇静剂应用，更利于神经发育

若呼吸机支持下仍存在明显呼吸窘迫、氧饱和度反复下降、不能耐受吸痰、充足营养后生长缓慢，提示患儿应继续机械通气并尽可能用最低参数维持

胃食管反流处理：
体位管理；
抗酸药物应用；
十二指肠或空肠进行喂养；
胃造瘘术联合胃底折叠术

早期神经发育评估/干预：
早期评估：GMs、TIMP；
口腔功能评估/干预；
运动功能评估/干预；
家庭护理/NIDCAP

疼痛/应急评估和干预：
疼痛评估量表；
应急评估量表；
镇痛剂/镇静剂：芬太尼或者吗啡。必要时可用咪达唑仑

第十节　呼吸功能评估

10-20　新生儿呼吸功能评估

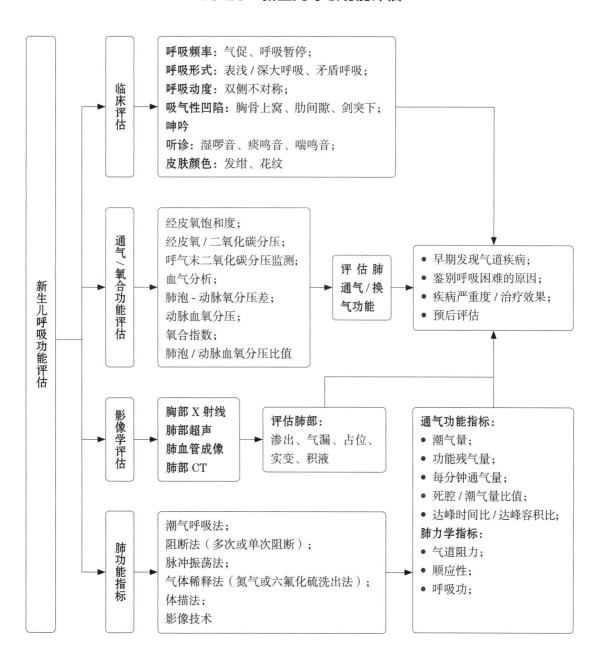

10-21 正常新生儿肺通气 / 换气功能参考值

通气功能指标：
- 潮气量（VT）：自主呼吸的健康足月儿在 5~10ml/kg，极小早产儿可低至 3.2ml/kg；
- 功能残气量（FRC）：FRC 一般是肺总量的 50% 左右，足月儿 20~30ml/kg；
- 达峰时间比（TPTEF/TE）及达峰容积比（VPEF/VE）：正常值在 0.3~0.4；
- 死腔与潮气量比值（VD/VT）：成人正常值为 0.25~0.35，新生儿呼吸浅快，其比值稍大，VD/VT>0.5 常提示存在呼吸衰竭

换气功能指标：
- 肺泡 - 动脉血氧分压差 $P(A\text{-}a)O_2$：婴幼儿正常值为 10~30mmHg，吸纯氧时不高于 75mmHg。吸氧时 >100mmHg 提示有氧合障碍，当 >450mmHg 时常需呼吸支持；
- 动脉血氧分压（PaO_2）：在吸入空气时，足月新生儿 PaO_2 在（60~90）mmHg，早产儿 PaO_2 在（50~80）mmHg，若小于 50mmHg 示严重低氧血症；
- PaO_2 与吸入氧浓度比值（PaO_2/FiO_2）：正常为 400~500mmHg，<300mmHg 提示存在氧合障碍，<200mmHg 提示呼吸衰竭，多需要机械通气

力学指标：
- 气道阻力：足月新生儿正常值为（20~40）$cmH_2O/(L \cdot s)$；
- 肺顺应性：健康足月新生儿为 1.5~2.0ml/（kg·cmH_2O）；
- 呼吸功：足月新生儿呼吸功为 1 500（g·cm）/min

（程国强　周　伟）

第十一章

心血管系统疾病

│ 第一节 │ 新生儿先心病的筛查

11-1 新生儿先心病筛查流程图

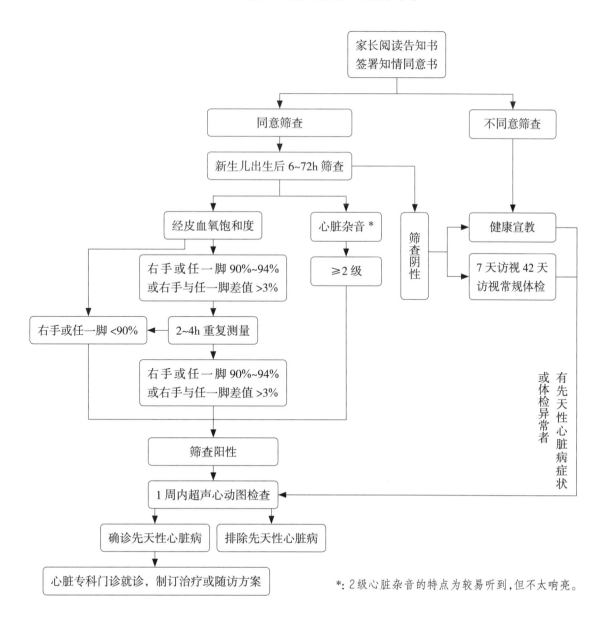

*：2级心脏杂音的特点为较易听到，但不太响亮。

| 第二节 | 新生儿期危重型先天性心脏病的治疗原则

11-2 新生儿期危重型先天性心脏病

危重型先天性心脏病主要包括动脉导管依赖型先天性心脏病，如肺循环动脉导管依赖型先天性心脏病（肺动脉闭锁、极重度肺动脉瓣狭窄、重度法洛四联症、重度三尖瓣下移畸形、三尖瓣闭锁伴肺动脉狭窄等）和体循环动脉导管依赖型先天性心脏病（左心发育不良综合征、重度主动脉瓣狭窄、重度主动脉缩窄和主动脉弓离断），以及其他需要在婴儿早期治疗的发绀型先天性心脏病，如完全型大动脉转位、完全性肺静脉异位引流、永存动脉干、单心室、右室双出口等；一些左向右分流型先天性心脏病由于分流量特别大也可表现为危重型，尤其是早产儿，如大型动脉导管未闭、主肺动脉窗、大型室间隔缺损（膜部和/或肌部）等。

11-3 新生儿期危重型先天性心脏病的内外科治疗原则

新生儿期危重型先天性心脏病

一般治疗：
- 保暖；
- 控制入液量：80~100ml/(kg·d)
- 氧疗：对于动脉导管依赖型先天性心脏病，在使用前列腺素 E_1（PGE_1）的前提下，使动脉血氧饱和度维持在75%~85%；
- 维持内环境稳定

药物治疗：
- 心力衰竭：详见本章第五节所述。
- 促进早产儿动脉导管闭合：布洛芬或吲哚美辛，详见本章第六节所述；
- 维持动脉导管开放：PGE_1 起始量为10ng/(kg·min)（导管粗大）或50ng/(kg·min)（导管细小或情况不明）。一般最大剂量不超过100ng/(kg·min)；
- 法洛四联症伴缺氧发作：氧疗，生理盐水扩容，纠酸 $NaHCO_3$ 1mEq/kg，i.v.，无效者普萘洛尔或艾司洛尔 0.1~0.5mg/kg，i.v.，仍无效者去氧肾上腺素（新福林）10μg/kg，i.v.，或/和 2~5μg/(kg·min)，i.v.gtt.。同时 PGE_1 维持 PDA 开放

内科介入治疗：
- 球囊房隔造口术：适用于房间隔完整或近乎完整的复杂先天性心脏病患儿；
- 球囊瓣膜成形术：极重度肺动脉瓣或主动脉瓣狭窄首选；
- 球囊血管成形术：重度主动脉缩窄适用；
- 动脉导管支架植入术：肺循环导管依赖型先天性心脏病的姑息治疗；
- 动脉导管堵闭术：部分新生儿尤其是早产儿 PDA 的治疗

外科手术治疗：
- 姑息手术：体肺分流手术；肺动脉环缩术；Norwood 手术
- 根治手术：动脉导管未闭；大型室间隔缺损；完全型大动脉转位；完全性肺静脉异位引流；主动脉弓离断；肺动脉闭锁合并室间隔完整

第三节　血流动力学监测

11-4　新生儿血流动力学监测

目标： 循环的主要作用是为组织细胞供应氧和营养物质，运走二氧化碳和代谢产物。循环监测的目标在于早期发现组织缺氧，根据血流动力学进行早期干预治疗。新生儿首选无创、准确、持续、便携、经济的监测方法。

重要概念：

- 心输出量（CO）= 心率（HR）× 每搏输出量（SV）；
- 氧含量（CaO_2）=1.36× 血红蛋白（Hb）× 血氧饱和度（SaO_2）+［0.003 1× 氧分压（PaO_2）］；
- 携氧量（DO_2）=CO×CaO_2；
- 体循环阻力（SVR）：与血管内径，长度，血流速度有关；
- 血压（BP）= 心输出量（CO）/ 体循环阻力（SVR）；
- 心脏指数（CI）= 心输出量（CO）/ 体表面积

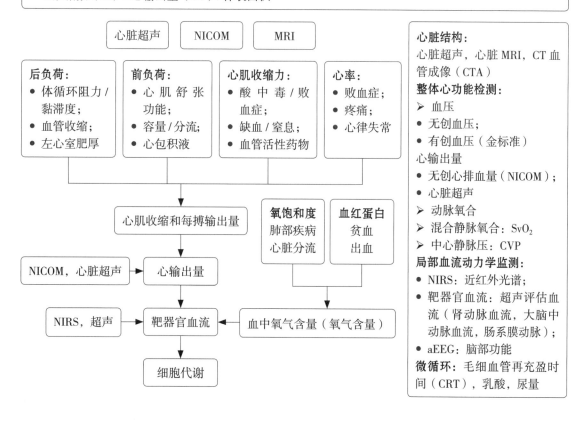

第四节　心律失常

正常足月儿窦性心率一般波动于 90~180 次 /min，早产儿的心率低限可能更高。从临床角度，心律失常可以分为期前收缩、快速性心律失常和缓慢性心律失常。

11-5   新生儿期前收缩

- 新生儿期前收缩若无原发病，无血流动力学意义（心脏大小和功能正常），一般可自愈，无需治疗。
- 若有诱发心动过速的倾向，可先口服普萘洛尔 2~4mg/（kg·d），分 3 次服用；或美托洛尔 1~2mg/（kg·d），分 2 次。
- 无效者可口服普罗帕酮 3~5mg/（kg·d），分 3 次。

11-6   新生儿快速性心律失常

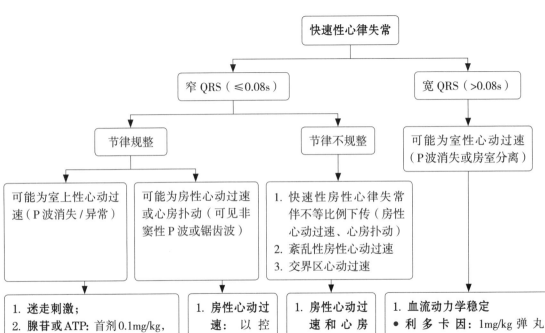

注：反复发作的快速性心律失常转律后通常需要口服用药维持，首选 β 受体阻滞剂。

11-7 新生儿缓慢性心律失常

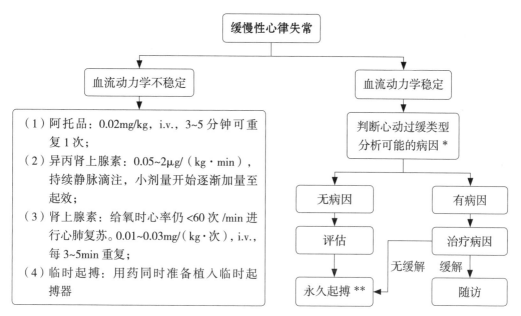

*：新生儿心动过缓病因

（1）窦性心动过缓：心率<80次/min，常见原因有：早产儿呼吸暂停心动过缓、胃食管反流、甲状腺功能减退、梗阻性黄疸、电解质紊乱、药物、外科术后等；

（2）高度或完全性房室传导阻滞：母亲患结缔组织病、先天性心脏病（如纠正性大血管转位、心脾综合征等）、心肌缺血、心肌炎、心肌病、药物、医源性损伤等

**：儿童永久起搏器植入Ⅰ类指征

（1）新生儿或婴儿Ⅲ度房室传导阻滞（AVB）：心室率<55次/min，若合并先心病则心室率<70次/min（C）；

（2）>1岁Ⅲ度AVB：平均心率<50次/min，停搏时间>2~3个心动周期，或合并变时功能不全的症状（B）；

（3）Ⅲ度AVB合并宽QRS逸搏节律，复杂性室性期前收缩，或心室功能不全（B）；

（4）高度或Ⅲ度AVB合并症状性心动过缓，心功能不全或低心排血量综合征（B）；

（5）窦房结功能不全合并心动过缓相关症状（B）；

（6）手术后高度或Ⅲ度AVB，在术后7天没有恢复（B）；

（7）神经肌肉病合并高度或Ⅲ度AVB，无论有无症状（B）。

第五节 心力衰竭

11-8 新生儿心力衰竭的定义及病因

新生儿心力衰竭是由于心血管或非心血管病因作用导致心脏前、后负荷增加或心肌本身病变引起心脏泵血不能满足血液循环和组织代谢需要，继发神经、激素过度激活以及心脏、

血管、心肌细胞、基因、分子等异常导致的血流动力学改变所引起的综合征。新生儿由于心肌结构及心肌交感神经未发育成熟，心功能储备能力低，再加上新生儿早期疾病多、内环境不稳定，易发生心力衰竭。

11-9　新生儿心力衰竭的诊断标准

A：提示心力衰竭 四条标准中的任何三条：	① 心脏增大（心胸比例 >0.6）； ② 心动过速（>150 次 /min）； ③ 呼吸急促（>60 次 /min）； ④ 休克肺
B：诊断心力衰竭 A 中标准加本标准中的任何一条	① 肝大（>3cm）； ② 奔马律（非常强的建议）； ③ 症状明显的肺水肿
C：重度心力衰竭	循环衰竭

11-10　0~3 月婴儿改良 ROSS 心力衰竭分级计分 *

	计分		
	0 分	1 分	2 分
奶量 / 盎司	>3.5	2.5~3.5	<2.5
喂奶时间 /min	<20	20~40	>40
呼吸	正常	气急	三凹征
呼吸次数 / 次·min^{-1}	<50	50~60	<60
心率 / 次·min^{-1}	<160	160~170	>170
灌注	正常	减少	休克样
肝大（肋缘下 /cm）	<2	2~3	>3
NT-proBNP/pg·ml^{-1}**	<450（>4 天）	450~1 700	>1 700
射血分数（EF/%）	>50	30~50	<30
房室瓣关闭不全	无	轻度	中重度

　*：应用改良 ROSS 评分系统进行心力衰竭的诊断和心功能分级，心功能分级Ⅰ级（0~5 分），Ⅱ级（6~10分），Ⅲ级（11~15 分），Ⅳ级（16~20 分）；

　**：NT-proBNP，氨基末端脑钠肽前体，是目前最重要的心脏功能生物标志物，需要出生 4 天后测量。

11-11 新生儿心力衰竭的鉴别诊断

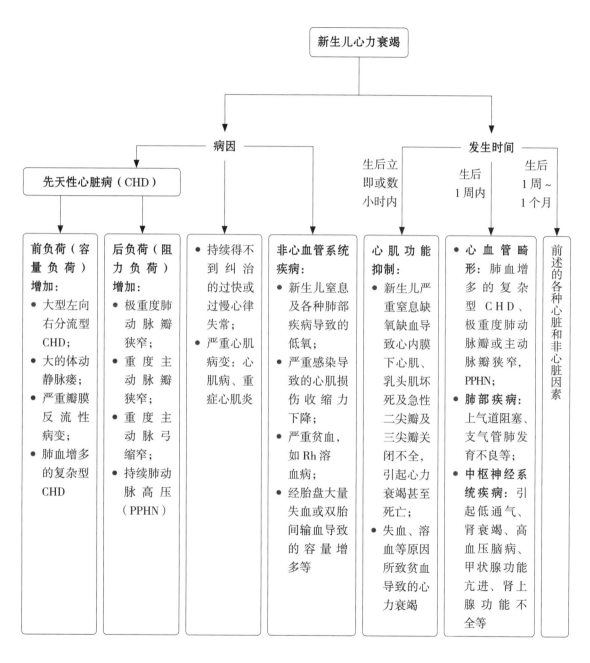

11-12   新生儿心力衰竭的治疗流程

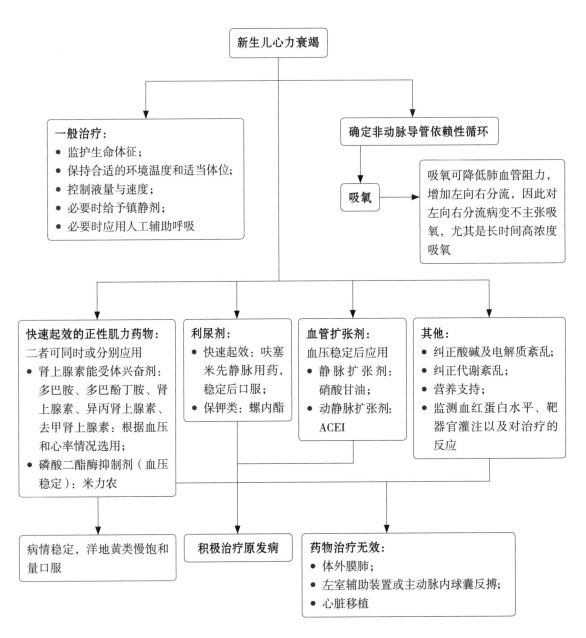

11-13 新生儿心力衰竭常用药物给药途径及推荐剂量

药物	给药途径	剂量及用法
正性肌力药物		
肾上腺素	i.v.	0.1~1μg/（kg·min）
去甲肾上腺素	i.v.	0.1~2μg/（kg·min）
异丙肾上腺素	i.v.	0.1~0.5μg/（kg·min）
多巴酚丁胺	i.v.	5~8μg/（kg·min）
多巴胺	i.v.	5~10μg/（kg·min）
米力农	i.v.	小剂量0.25μg/(kg·min)开始，根据需要缓慢加量，最大可至1μg/(kg·min)
地高辛	p.o.	早产儿：饱和量：20μg/（kg·24h）；维持量：5μg/（kg·24h）；足月儿：饱和量：30μg/（kg·24h）；维持量：8μg/（kg·24h）
	i.v.	80% 口服量，首次给1/2量，余下分2次，q.8h.
利尿剂		
呋塞米	i.v.	1mg/（kg·次），每天2~3次
螺内酯	p.o.	1mg/（kg·次），每天2~3次
血管扩张剂		
卡托普利	p.o.	早产儿起始剂量0.01mg/（kg·次），每8~12h 1次；足月儿生后≤7天起始剂量0.01mg/（kg·次），每8~12h 1次；生后>7天起始剂量0.05~0.1mg/（kg·次），每8~24h 1次；最大剂量0.5mg/（kg·次），每6~24h 1次
依那普利	p.o.	起始剂量0.04~0.1mg/（kg·d），每天1次，最大可至0.5mg/（kg·d），注意高钾
硝酸甘油	i.v.	起始剂量0.25~0.5μg/(kg·min)，每3~5分钟可增加0.5~1μg/(kg·min)，常用剂量1~3μg/（kg·min），最大5μg/（kg·min）

第六节 早产儿动脉导管开放

11-14 新生儿PDA的定义与病理学意义

● 胎儿期，大多数肺动脉血通过动脉导管右向左分流入主动脉。动脉导管在生后不久即出现功能性关闭，但如果动脉导管持续开放，同时肺动脉阻力在生后又出现显著下降，即可出现导管水平的左向右分流。动脉导管开放在早产儿属常见的临床问题，其原因是早产动脉导管肌层对高氧反应性差，在生后不易出现动脉收缩，结果可导致血流动力学紊乱及相关并发症。

● 如果 PDA 发生在足月儿，其原因是动脉导管黏膜内皮层和肌性间质缺陷，属于结构异常；而在早产儿，其 PDA 的结构属于正常。因此，如足月儿 PDA 超过生后 1 周仍未关闭，自然关闭或药物应用后关闭的机会极少，而在早产儿，如果早期不需要药物或手术关闭动脉导管，大多数能够自行关闭。

11-15   早产儿 PDA 的诊治流程图（胎龄 <29 周）

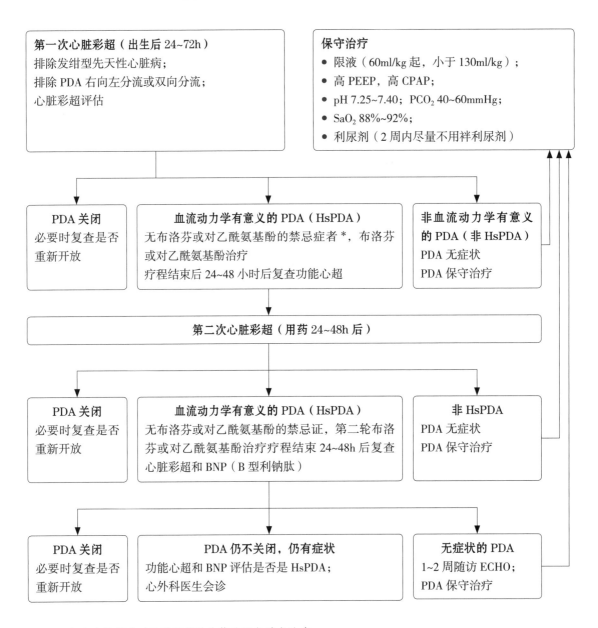

*：如有布洛芬或对乙酰氨基酚的禁忌证者手术治疗。

11-16　早产儿 PDA 的临床、病理生理及超声特点

早产儿 PDA 的临床特点

- 收缩期杂音；
- 水冲脉；
- 心尖抬举；
- 脉压差增大；
- 双肺湿啰音

左向右分流——肺血流量增加

- 左心负荷增加，衰竭，肺静脉压力异常：肺静脉血栓，肺出血；
- 呼吸机参数高，延长机械通气时间：BPD；
- 肺血管重塑，肺动脉高压，肺泡化减少

体循环血量——低血压

- 肾血流减少：肾功能不全；
- 胃肠道血流减少：自发性肠穿孔，NEC；
- 脑血流量减少及氧合能力降低：IVH-PVL

早产儿心脏彩超指标		
（中至大型 PDA，有多个心脏超声指标反映肺循环充血、体循环缺血，考虑为血流动力学有意义的 PDA，HsPDA）		
测量参数	**中度 PDA**	**大型 PDA**
动脉导管		
直径 /mm	1.5~3.0	>3.0
动脉导管流速 /m·s^{-1}	1.5~2.0	<1.5
肺循环充血：		
左房：主动脉比值	1.5~1.7	>1.7
E 波：A 波比值	1.0	>1.0
左室等容舒张时间（IVRT /ms）	35~45	<35
左室输出量 /ml·（kg·min）$^{-1}$	200~300	>300
肺静脉多普勒 /m·s^{-1}	0.3~0.5	≥0.5
肺动脉舒张期流量 /m·s^{-1}	0.3~0.5	>0.5
体循环低血压：		
降主动脉舒张期流量	缺失	倒置
髂动脉舒张期流量	缺失	倒置
大脑中动脉流量	缺失	倒置

11-17　早产儿 PDA 的治疗

早产儿 PDA 的保守治疗

- 保温；
- 限制液体（适度限制液体，总液量 <130ml/kg，不影响体循环供血的前提下）；
- 利尿剂（在生后 2 周内尽量不使用呋塞米类，可用氢氯噻嗪类）；
- 呼吸支持（允许性高碳酸血症）；
- 呼气末正压 5~7cmH$_2$O

药物	剂量（与生后天数相关）	频次	给药途径	禁忌证	药物应用期间监测
吲哚美辛	• <48h：首剂 0.2mg/kg；第 2 剂 0.1mg/kg；第 3 剂 0.1mg/kg • 2~7 天：首剂 0.2mg/kg；第 2 剂 0.2mg/kg；第 3 剂 0.2mg • >7 天：首剂 0.2mg/kg；第 2 剂 0.25mg/kg；第 3 剂 0.25mg/kg	每 12h 1 次，3 次 1 个疗程，最多 2 个疗程	静脉注射	活动性出血；Ⅲ~Ⅳ 级脑室内出血；血小板减少；少尿；胃肠道出血；NEC	血小板；肾功能；尿量；胃肠道症状
布洛芬（低剂量）	• 第 1 天 10mg/kg，第 2、3 天为 5mg/kg，5mg/kg	每 24h 1 次，3 次 1 个疗程，最多 2 个疗程	静脉注射，口服		
布洛芬（高剂量）	• 第 1 天 15~20mg/kg，第 2 天为 7.5~10mg/kg，第 3 天为 7.5~10mg/kg		静脉注射，口服		
对乙酰氨基酚	• 15mg/（kg·次）	6h 1 次，3~7 天	静脉注射，口服		

第七节 新生儿休克

11-18 新生儿休克的分类

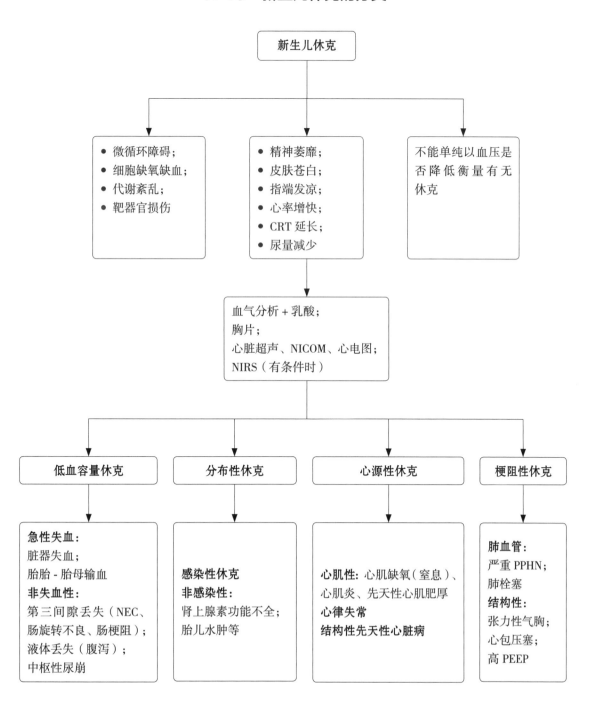

11-19　不同休克类型血流动力学变化

休克	CO	SVR	BP	PCWP	CVP
低血容量	↑	↑	– 或↓	↓↓↓	↓↓↓
心源性	↓↓	↑↑↑	– 或↓	↑↑	↑↑
梗阻性	↓	↑	– 或↓	↑↑	↑↑
分布性	↑↑	↓↓↓	– 或↓	– 或↓	– 或↓
感染性：早期	↑↑↑	↓↓↓	– 或↓	↓	↓
感染性：晚期	↓↓	↑↑	↓↓	↑	– 或↑

CO.心输出量；SVR,体循环阻力；BP.血压；PCWP,肺毛细血管楔压；CVP.中心静脉压

11-20　新生儿感染性休克的处理——黄金 1h

时间	
时间	**黄金 1h 目标**：维持正常心脏功能、血压，毛细血管充盈时间（CRT）≤2s，正常平均动脉血压（MAP），导管前后氧饱和度差 <5%，除发绀型先天性心脏病以外，混合静脉氧饱和度（SvO_2）>70%，上腔静脉血流 >40ml/（kg·min），心脏指数（CI）>3.3L/（min·m^2）
0min	• **识别**：患儿循环灌注减低，发绀，呼吸窘迫； • **处理**：气道开放，呼吸支持，两条静脉通道（按照新生儿窒息复苏指南评估处理患儿）
5min	• 生理盐水或胶体扩容 10ml/kg，直至循环改善或肝脏增大；足月儿最多 40ml/kg，早产儿 20ml/kg； • 矫正低血糖和低血钙；立即给予抗生素 • 如不能排除发绀型先天性心脏病，开始前列腺素［起始剂量 0.05~0.1μg/（kg·min）］；注意呼吸暂停等副作用）
15min	如果液体复苏无效，加用多巴胺 <10μg/（kg·min）+/– 多巴酚丁胺 <10μg/（kg·min） 如果多巴酚丁胺抵抗，加用肾上腺素 0.05~0.3μg/（kg·min）

60min	**冷休克——左心室功能差** • 血压正常； • 混合静脉氧饱和度（SvO_2）<70%，Hb>12g/dl 上腔静脉流速稍少于 40ml/min 或心脏指数（CI）少于 3.3L/（min·m^2）	• **液体复苏**：10ml/kg 生理盐水或胶体； • **米力农**：0.25~0.75μg/（kg·min）
	冷休克——右心室功能差 • PPHN； • 混合静脉氧饱和度（SvO_2）<70%； • 上腔静脉流速稍少于 40ml/min 或心脏指数（CI）少于 3.3L/（min·m^2）	吸入 NO 米力农：0.25~0.75μg/（kg·min）
	暖休克——低血压	• **液体复苏**：10ml/kg 生理盐水或胶体 • **去甲肾上腺素**：0.2~2μg/（kg·min）

续表

60min	难治性休克		• 肾上腺皮质功能减低，需要考虑应用**激素：氢化可的松 1mg/（kg·次）**，q.8h. • 甲状腺功能减退，补充甲状腺片 • 如果是血流动力学显著 PDA，关闭 PDA
	ECMO		

引自：Davis AL，Carcillo JA，Aneja RK, et al. American College of Critical Care Medicine Clinical Practice Parameters for Hemodynamic Support of Pediatric and Neonatal Septic Shock. Crit Care Med, 2017，45（6）：1061-1093.

（刘　芳　赵趣鸣　殷　荣）

第十二章

消化系统疾病

| 第一节 | 新生儿呕吐

12-1 呕吐的诊断与鉴别诊断

```
┌──────────────┐
│     呕吐      │
└──────────────┘
```

血性呕吐，腹部平片肠管排列异常或充气减少、腹部压痛体征，必需首先排除中肠扭转、肠坏死
- 内科性：母血咽下、应激性溃疡、DIC 等；
- 血液系统：新生儿血液病、先天性凝血障碍等；
- 药物性：茶碱类

治疗：
- 中肠扭转、肠坏死无手术禁忌证情况下，需尽快手术探查；
- 其余对症治疗

胆汁性呕吐，外科疾病多见

病史询问
- 产前有无胎儿消化道异常提示，肠管扩张、羊水过多、腹腔钙化等；
- 有无进食及与进食关系；
- 呕吐物性质：胆汁性与否；
- 呕吐量及频率、次数、周期性；
- 胎粪排出情况，色泽与量；
- 有无腹胀

上腹部胀、腹部正侧位片提示**高位梗阻**，可有正常胎粪，无腹膜炎体征

全腹部胀、腹部正侧位片提示**低位梗阻**，油灰样大便或正常胎粪，胎粪延迟排出

胃肠减压、禁食、补液、根据情况使用抗生素

胃肠减压、禁食、补液根据情况使用抗生素，开塞露通便或温盐水灌肠

体格检查：
- 有无腹胀、腹胀程度；
- 上腹部或全腹胀；
- 有无肠鸣音；
- 有无腹部包块；
- 有无压痛、腹膜炎

上消化道造影：
早产儿、低体重儿、明确肠梗阻者建议水溶性造影剂，怀疑中肠扭转不建议造影
超声诊断肠旋转不良

下消化道造影：
早产儿、低体重儿、考虑胎粪性肠梗阻选择水溶性造影剂，考虑巨结肠或需要了解肠道排空情况建议选择钡剂

初步处理：
- 腹部正侧位片；
- 开塞露通便，观察大便性状

诊断与鉴别诊断：
环状胰腺、十二指肠闭锁/狭窄、空肠高位闭锁/梗阻、肠旋转不良

诊断与鉴别诊断：
空肠低位、回肠闭锁、胎粪性腹膜炎、巨结肠、直肠肛门畸形

治疗：诊断明确的肠梗阻给予手术治疗

治疗：
油灰样胎粪——手术；
巨结肠——灌肠、扩肛

检查：
- 感染、代谢、内分泌相关检查；
- 上消化道造影检查；
- 大便常规、培养、病毒学检查

保守：
胎粪性腹膜炎、直肠肛门畸形——手术

非胆汁性呕吐，腹部正侧位片显示肠道充气均匀，内科性疾病多见，少数外科疾病
- 胃食管反流；
- 喂养不耐受；
- 全身感染、代谢性疾病；
- 内分泌疾病；
- 幽门梗阻性疾病；
- 胃扭转；
- 消化道感染

治疗：
- 补液、纠正酸中毒和电解质紊乱；
- 感染、代谢、内分泌对症治疗；
- 胃食管反流和胃扭转体位给予保守治疗；
- 幽门痉挛时给予阿托品药物治疗；
- 幽门肥厚性狭窄/幽门闭锁给予手术治疗

第二节 │ 新生儿腹胀

12-2　腹胀的诊断与鉴别诊断

腹胀 → 大量气腹引起腹胀，腹部正侧位片提示腹腔大量游离气体

病史询问：
- 产前有无胎儿肠管扩张、腹围增大、腹腔包块、腹水等异常；
- 出生后有无排便；
- 胎粪排出色泽与量；
- 有无进食及进食情况；
- 有无伴随呕吐及呕吐性质、量及频率

体格检查：
- 腹胀程度：上腹部胀或全腹胀；
- 有无肠鸣音、有无腹水；
- 有无腹部包块；
- 有无压痛、腹膜炎；
肛指检查有无异常

初步处理：
- 腹部正侧位片；
- 灌肠或开塞露通便是否可缓解腹胀

大量腹水引起腹胀，腹腔穿刺，穿刺液生化、常规及培养检查

鉴别诊断：
消化道穿孔伴腹水、血性腹水（肠扭转坏死/脏器损伤/凝血障碍）、乳糜腹、尿性腹水、感染性

治疗：
- 感染性、凝血障碍性、脏器损伤、乳糜腹等腹水给予对症、保守治疗；
- 肠扭转坏死、消化道穿孔伴腹水及尿性腹水给予手术探查治疗

鉴别诊断：
- 消化道梗阻引起穿孔；
- 炎症引起穿孔：如巨结肠、NEC、新生儿阑尾炎等；
- 感染引起：产气杆菌等特殊感染；
- 张力性气胸：气体进入腹腔

治疗：
- **游离气腹是手术探查绝对指征；**
- 术前腹腔穿刺减压，其余对症治疗

肠梗阻引起腹胀

上腹部胀，胃肠减压后腹胀可明显缓解

- 提示上消化道梗阻；
- **上消化道造影；**
- 注意事项与处理同"呕吐的诊断与鉴别诊断上腹胀情况"

肠旋转不良引起腹胀时需要高度警惕中肠扭转、肠坏死，超声有助于肠系膜血管位置观察及肠旋转不良诊断，不宜造影

治疗：
- 上消化道梗阻引起肠穿孔概率不高，完善术前检查限期手术；
- **考虑中肠扭转、不能除外肠坏死必须积极手术探查**

全腹部胀、胃肠减压及开塞露通便不能缓解症状

- 提示下消化道梗阻；
- **下消化道造影；**
- 注意事项与处理同"呕吐的诊断与鉴别诊断全腹胀情况"

- **严重腹胀、严重肠炎情况下造影检查、灌肠操作需谨慎，可能诱发或导致穿孔；**
- 保守治疗腹胀、炎症缓解后安排造影检查

治疗：
- 低位肠梗阻处理不及时或病情进展易发生肠穿孔；
- 临床处理以缓解腹胀为首要目标，完善检查，根据病因急诊、限期或择期手术；
- **经保守治疗不能缓解的腹胀需要积极手术探查**

第三节 外科急腹症的早期诊断和处理

12-3 新生儿外科急腹症早期诊断和处理

急腹症的临床表现
（1）消化道症状：呕吐、排便减少、腹胀、便血；
（2）腹膜炎：腹部压痛、触之不适、腹壁水肿、脐部红肿；
（3）其他系统症状：呼吸困难、尿量减少、嗜睡、反应减弱等

↓

检查前处理
（1）胆汁性呕吐：胃肠减压，减压后观察引流液颜色、量与腹胀缓解程度，腹胀明显缓解，提示高位梗阻；
（2）排便减少、腹胀：检查肛穴，排除肛门闭锁；开塞露通便，通便后观察排出物颜色、量与腹胀缓解程度，油灰样大便提示肠闭锁；肛指检查，排除肛门狭窄同时观察有无气粪冲出，腹胀明显缓解，提示低位梗阻；
（3）便血：观察便血颜色、量及是否为黏液脓血便，警惕中肠扭转、坏死；
（4）胃肠减压、开塞露通便或肛指检查后腹胀没有明显缓解，仍表现全腹部膨隆、张力高，警惕肠坏死、肠穿孔

↓

初步检查
（1）腹部正侧位片：强调应有侧位片；
（2）血气、血常规、凝血功能、肝功能筛查、梅毒筛查、HIV 筛查、备血等相关实验室检查；
（3）腹部超声：大脏器常规检查，便血患儿应检查肠系膜上动静脉血管位置有无异常及腹腔血管团块；
（4）心脏超声：了解有无先天性心脏病引起肠道血供减少；
（5）磁共振检查：肛门闭锁、骶尾部发育异常患儿术前病情稳定、条件允许下，行腰骶椎 MRI 检查

↓

根据临床症状和初步检查情况安排下一步处理
（1）气腹：结合临床症状或腹膜炎体征，急诊手术；
（2）便血：结合超声或 CT 提示肠系膜血管位置异常、肠旋转不良伴中肠扭转、坏死，急诊手术；血便临床诊断坏死性小肠结肠炎，早期以保守治疗为主，出现相关并发症需要手术探查；
（3）腹腔穿刺：诊断困难的急腹症可通过腹腔穿刺观察穿刺液性状，脓性、血性或脓血性，急诊手术；
（4）油灰样或淡绿色胎粪、产前或生后肠管扩张、腹腔钙化：诊断肠闭锁或胎粪性腹膜炎，梗阻症状明确，不一定需要完善造影检查，急诊或限期手术；
（5）腹胀对症处理后不能缓解或持续加重，或引起呼吸、循环等相关症状，在纠正血气、改善尿量等情况后具备急诊或限期探查指征；
（6）呕吐、腹胀、便血等情况经对症处理和保守治疗后好转，病情稳定情况下，安排进一步检查；
（7）肛门闭锁有瘘——限期手术；肛门闭锁无瘘——急诊手术

↓

手术前准备：
（1）禁食、胃肠减压、保暖；
（2）补液、纠正脱水、观察尿量；
（3）纠正电解质、酸碱失衡，监测血糖、血压；
（4）肠道准备：静脉给予抗生素（兼顾厌氧菌）开塞露通便或洗肠；
（5）腹胀引起呼吸困难者给予呼吸机辅助通气；
（6）大量气腹引起腹胀行腹腔穿刺减压

病情相对稳定后的检查：
（1）临床症状和腹部平片提示高位肠梗阻，行上消化道造影；
（2）临床症状和腹部平片提示低位肠梗阻，行下消化道造影（钡剂灌肠），低位肠梗阻不推荐行全消化道造影；
（3）临床症状和初步检查考虑巨结肠，腹胀缓解后可行温盐水灌肠，进一步安排直肠黏膜吸引活检和钡剂灌肠，限期或择期手术；
（4）NEC 保守治疗后喂养困难、腹胀，建议行钡剂灌肠检查及直肠黏膜活检，明确肠狭窄，限期手术治疗

↓

急腹症风险评估与预后
（1）肠旋转不良合并中肠坏死、广泛型 NEC 造成短肠综合征严重影响预后；
（2）肠旋转不良伴中肠扭转，及时手术，不影响预后；多数 NEC 外科手术预后良好；
（3）其他急腹症整体手术预后良好；全腹部胀、低位肠梗阻较上腹部胀、高位肠梗阻发生肠穿孔风险增加，发生肠穿孔可能影响预后

第四节 | 食 管 闭 锁

12-4 先天性食管闭锁的诊断与处理

产前诊断依据：
- 胎儿颈部盲袋症；
- 胎儿胃泡小 / 无；
- 羊水过多；
- 胎儿咽下部扩张

需要产前完善的检查：
- 胎儿染色体核型及基因芯片检查；
- 胎儿心脏超声；
- 超声、MRI 评估是否合并其他畸形，VACTERL 综合征

生后临床表现：
- 口吐泡沫；
- 胃管置入受阻；
- 可伴有青紫、呼吸窘迫

术前评估：
- 造影确认 EA 及类型；
- 是否合并其他结构畸形，及是否需要急诊处理或择期治疗

生后相关检查：
- 胸腹联合平片；
- 食管造影；
- 心脏超声；
- 腹部大脏器超声；
- 胸部 CT 和气道、食道重建；
- 支气管镜检查；
- 脊柱平片；
- 完善术前常规血生化、凝血功能、肝肾功能、梅毒筛查、HIV 筛查、备血等检查

孕期随访及处理：
- 羊水量、胎儿生长发育；
- 无特殊情况足月分娩；
- 羊水过多可能引起早产；

分娩后出现青紫、呼吸困难建议气管插管，慎用面罩加压给氧，如大量气体经食管 - 气管瘘进入胃肠道，则腹胀、膈肌抬高、加重呼吸困难

- 合并无肛，EA 手术同时无肛手术；
- 合并高位肠梗阻，可 EA 手术同时肠梗阻手术或二次限期手术；
- 合并其他不危及生命、不影响预后的结构畸形（如心脏畸形、泌尿系统畸形、肢体畸形、脊柱畸形等），以后择期手术

术后主要并发症：
吻合口瘘、吻合口狭窄、食管 - 气管瘘管复发、胃食管反流、气管软化、喉返神经损伤、胸壁畸形和脊柱侧凸等改变。需要对症处理。总体预后良好

围手术期管理与注意事项：
（1）食管造影有助于确诊，造影剂不主张用钡剂，建议水溶性造影剂；
（2）术前体位：斜坡位，上身抬高 30°~45°，避免胃酸经 TEF 反流进入气道；
（3）胃管放置于食管近端盲端，持续低负压吸引或间隔 15~30min 抽吸；
（4）术前应用抗生素：静脉给药，新生儿以第三代头孢菌素类抗生素为主，需要兼顾厌氧菌；
（5）呼吸管理：气管插管尽可能跨过瘘管放至气管隆突水平；插管斜面对向气管左侧，背侧尽可能堵住食道瘘管开口；患儿有足够呼吸作用，尝试带管自主呼吸，不给予额外正压通气

- 术后呼吸管理，不建议过早拔气管插管，避免再次插管风险；
- 继续静脉应用抗生素，兼顾厌氧菌；
- 静脉营养支持和经鼻胃管或胃空肠管肠内喂养，术后如鼻胃管脱出，2 周内不建议盲插胃管；
- 吸引口腔分泌物不超过食管吻合口，气道内吸痰不超过瘘修补处；
- 胸腔引流管：在无引流作用时拔管，必要时可重新放置胸腔引流管；
- 一般术后 7~10 天首次食管造影检查，水溶性造影剂

常见 Ⅲ 型 EA，少见 Ⅱ 型及 Ⅳ 型 EA，腔镜下瘘管结扎，食管端端吻合一期

Ⅰ 型 EA，分期手术，内牵引 / 应力延长 + 二期根治术

Ⅴ 型 EA，经颈部 / 胸 H 型瘘管结扎、切断根治术

- 腹部肠道充气，除外型 EA；
- 腹部肠道无充气，诊断 Ⅰ 型 EA；
- 造影诊断 Ⅴ 型 EA

第五节 先天性膈疝

12-5 先天性膈疝的诊断与处理

产前诊断 CDH:
(1) 评估是否合并染色体异常和其他畸形;
(2) 评估 CDH 危重程度
- 膈肌缺损位置(左/右/双侧);
- 疝入胸腔内容物(是否有肝疝入);
- 肺头比(LHR):存在一定局限性;
- 实测/预测 LHR(O/E LHR):运用广泛;
- 胎儿 MRI 胎肺容积(TFLV);
- 胎儿 MRI 测量肝疝入体积

↓

孕期 CDH 预后评估:
(1) 合并危及生命畸形,存活率仅为 25%;
(2) LHR<1.0 且肝疝入时,存活率低;
(3) 左侧 CDH O/E LHR>45%,存活率为 89%;左侧 CDH O/E LHR< 25%,存活率约为 18%;
(4) O/E TFLV<25%,生后存活率较低;
(5) 肝疝入比例 >21%,提示较高死亡率

↓

孕期处理:
- 胎龄 <24 周:重症独立性 CDH,推荐参与胎儿镜下气管堵塞术(FETO)研究项目,非常规治疗方案;
- 24 周 < 胎龄 <34 周:每 2 周超声随访有无羊水进行性增多、胎儿水肿、发育落后,并观察其他合并异常;胎儿生长正常可每 4 周超声随访,**出现胎儿水肿增加预后不良风险**;
- 胎龄 >34 周:做好随时分娩准备

通气后目标: 导管前 SaO_2>85%,pH>7.3,pCO_2 40~55mmHg

↑

选择通气模式顺序:
- CMV 通气模式;
- HFOV 通气模式;
- NO 吸入,开始剂量 20ppm;
- ECMO 组会诊

↑

出生即刻处理:
- 建立呼吸道通路:气管插管、面罩加压给氧;
- 建立静脉通路;
- 动脉血气决定通气模式;
- 监测氧饱和度;
- 置胃肠减压;
- 必要时肺表面活性物质;
- 重症 CDH 应具有 ECMO 技术力量支持

↑

选择性分娩:
- 无特殊情况不需提早分娩;
- "宫内转运"至有 NICU 及新生儿外科手术治疗的医院分娩;
- "生后转运"至有条件的医院治疗;
- 依据母亲、胎儿情况决定生产方式;
- 分娩时子宫外产时处理(EXIT)过渡至体外膜肺(EXIT-to-ECMO)可能有助于改善重度 CDH 结局

推荐生后"延期"手术,在常频或高频通气、NO 吸入或降肺压药物应用,甚至 ECMO 辅助下,患儿血流动力学达到稳定状态后再进行手术

↓

外科手术标准:
- 血压稳定;
- 氧分压无明显波动;
- 呼吸机参数 FiO_2=40% 或更少,PIP<30cmH$_2$O;
- 正性心肌药物(多巴胺≤5mcg/(kg·min));
- 尿量 >1~1.5ml/(kg·h)

↓

手术相关注意事项:
- 术前麻醉科医生会诊;
- 手术房间预热及手术床加热水毯;
- 患儿带呼吸机转运手术室或 NICU 内一体化手术室;
- 无肺动脉高压情况下,采取经胸腔镜手术行膈疝修补;
- CDH 合并肠旋转不良概率高,没有肠梗阻不给予处理,存在梗阻需要解决;
- 根据术中缺损大小和缝合张力,可采用补片;
- CDH 疝囊可切除缝合,或折叠疝囊瓦楞状缝合;
- 没有损伤肺组织的情况下,**不常规放置胸腔闭式引流**

术后处理:
- 术后继续机械通气:模式选择、使用指征、计划调整与评估、目标均同于术前;
- 术后随访胸部 X 射线,注意修补膈肌平面;胸腔积液引起纵隔推移明显、不能脱离呼吸机、呼吸参数增加——**放置胸腔引流**;
- 术后保留导尿管,监测尿量,术后 12h 内尿量 ≥ 1ml/(kg·h);
- 早期胃肠减压,胃肠道功能恢复,术后 48h 开始鼻胃管喂养;
- 镇痛、补液、营养支持;
- 稳定后撤离呼吸机

重视 CDH 患儿长期随访及相关并发症干预:
- **神经系统:可能听力丧失,运动障碍,发育落后**。密切随访智力和神经系统发育情况;
- 营养及喂养:因长期 GER 不能进食需放置胃造瘘和胃底折叠,可能存在营养不良;
- 慢性肺部疾病:肺发育不良、支气管扩张,需长期随访肺功能;
- 持续性肺动脉高压引起的相关心脏问题:体循环高压以致需要使用降压药物,如卡托普利、肼苯哒嗪等

推荐预防接种:
建议 2 岁以内的膈疝患儿在呼吸道合胞病毒高发季节每年接种 1 次相关疫苗

第六节 脐膨出和腹裂

12-6 新生儿脐膨出和腹裂的诊断与处理

产前超声发现腹腔脏器位于腹腔外

脐膨出（有疝囊）	腹裂（无疝囊）
常见合并染色体异常或其他结构异常； 肠道发育受影响小	罕见合并染色体异常或其他结构异常； 肠道发育受影响多

- 合并染色体异常或多发严重结构异常，预后不良，终止妊娠；
- 继续妊娠，2~3 周超声检查提供缺损大小、有无囊膜覆盖、有无肝脏膨出及所占比例、胎儿腹围、有无生长发育迟缓、羊水量等

孕期评估与处理：
- 缺损直径 >5cm 或肝脏疝入囊膜 >50% 即为巨大脐膨出；
- 需与脐尿管异常、膀胱外翻、Cantrell 五联症等相鉴别；
- 巨型脐膨出孕 34 周胎儿 MRI 检查测量肺总体积，评估有无肺发育不良，有利于评估预后；
- 巨型肝脏膨出伴肝血流异常，>32 周，每周 1 次超声检查；
- 密切监测疝出物大小变化及胎儿生长发育情况，每周 2 次胎心无负荷试验或胎儿生物物理评分，避免孕晚期胎儿死亡

孕期评估与处理：
- 合并肠道疾病（闭锁、穿孔、坏死或扭转）、肝脏疝出为复杂型腹裂，不作为直接判断预后指标；
- 超声随访疝出肠壁有无增厚、肠管扩张、羊水量等，**合并严重羊水过少羊膜腔灌注，可挽救胎儿生命；**
- 孕晚期有一定比例宫内死亡及宫内发育迟缓，孕晚期加强超声和胎心监护，28~32 周，每周 1 次超声检查，32~34 周开始，每周 2 次胎心监测

分娩时机、分娩方式及处理：
- 腹裂分娩方式同正常产妇，肝脏脱出的复杂型腹裂剖宫产，不主张提前分娩，不主张宫内修补；
- 小型脐膨出可经阴道分娩，巨大型脐膨出剖宫产，避免囊膜破裂，难产或对肝脏造成伤害；
- 应于专业医疗机构就诊，制订产前检查和分娩计划；该医疗机构需有能力处理可能的孕期并发症，并有能力治疗或提供安全转诊

出生后和术前准备：
- 腹裂使用非乳胶类手套和产品，对外露肠管轻柔、无菌操作，避免损伤和污染；
- 将消毒后的肠管放入无菌小肠袋或无菌生理盐水袋或湿纱布覆盖，保持肠管湿润；
- 脐膨出可通过一定张力垂直悬吊囊膜增加腹腔容量有利于回纳疝出物；
- 保暖、禁食、胃肠减压、静脉广谱抗生素、静脉补液，腹裂补充肠管不显性失水；
- 体位：小型者仰卧位，大型者侧卧位，避免肠系膜血管牵拉；
- 常规血生化检查：血常规、pH、配血、水电解质、血培养

脐膨出 | 腹裂

手术治疗： 缺损 ≤5cm 通常可一期修补
- 腹压高，呼吸、循环系统、肾功能不能耐受或大型缺损：皮肤缝合，6 个月后腹壁疝缝合；或同腹裂，放置 silo 袋，7~10 天后缝合；
- 因其他严重畸形、呼吸衰竭、心功能、超低体重等情况，不能耐受手术时，可用加压包扎、皮肤干燥剂等保守治疗，等待时机缝合

手术原则： 尽早手术，外露肠管多少与腹腔发育程度是决定一期修补或延期、分期手术的关键
- 小型缺损一期修补：80% 一期修补；
- 大型缺损延期修补：放置 silo 袋，延期 5~7 天逐步回纳；
- 回纳脏器时注意腹腔压力，避免腹腔间隙综合征；
- 同时处理合并肠道畸形：闭锁修补，坏死、穿孔造瘘；
- 考虑术后需长期静脉营养，推荐术中放置中心静脉管（CVC）

- 合并其他畸形或异常时，死亡率可高达 30%~40%；
- 影响预后因素有缺损大、囊膜破裂、低体重、先天性畸形或早期呼吸衰竭；
- 无并发症或畸形时，存活率达 90%；
- 术后胃食管反流和腹股沟斜疝的发生率升高，腹股沟斜疝通常需要手术，胃食管反流较少需要抗反流手术

- 术后密切监护腹压及有无并发情况，必要时腹腔减压；
- 合并畸形少，总体预后较好，存活率高达 90% 以上；
- 上胃肠功能恢复慢，达到完全胃肠喂养时间一般在 2~3 周，严重梗阻时需排除机械性因素；
- 术后全肠外营养支持，潜在性的胃肠道并发症包括胃食管反流、坏死性小肠结肠炎

第七节 | 围手术期的内科管理

12-7 肠闭锁新生儿围手术期的内科管理

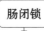

肠闭锁

术前管理：
- 一旦诊断明确立即禁食、胃肠减压减少肠管充气；注意排便情况；
- 维持水电解质平衡，纠正酸中毒，静脉营养；
- 术前检查：胸腹联合片，心脏超声，心电图，内脏超声，排查有无其他畸形；
- 外科会诊，尽早手术

根据肠闭锁的不同分型实施不同的手术方案

术后管理：
- 生命体征监测：q.h.4 次；q.2h.4 次；
- 注意出入液量平衡，维持正常血压和尿量；
- 血管通路：建议深静脉置管，必要时进行有创动脉血压监测；
- 镇静、镇痛：芬太尼 $1\sim2\mu g/(kg\cdot h)$ 或吗啡、鸦片类镇痛药，一般 3 天内减停，若 ≥3 天，需缓慢减量，预防撤药综合征；
- 预防感染：第三代头孢菌素联合甲硝唑。如排除感染，尽早停用；
- 术后胸腹联合片：注意评估气管插管、深静脉置管、胃管位置；
- 术后注意随访腹部平片，了解肠道充气情况，同时注意排便情况；
- 营养支持：静脉营养，根据病情建立肠内营养；
- 常规气道管理；
- 如有肠造瘘，术后 24h 开放造瘘口，记录造瘘量，每日超过 30ml/(kg·d) 需要进行液体替代

12-8 先天性食管气管瘘术后的内科管理

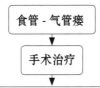

食管 - 气管瘘

手术治疗

护理	治疗	常见并发症及处理
• 体位：头位抬高至少 45°； • 防止胃管脱落； • 加强气道护理，经口吸痰深度不超过食管吻合口，经气管插管吸痰不超过食管 - 气管瘘结扎口	• 应用广谱抗生素，根据病情调整； • 质子泵抑制剂抑酸、抗反流； • 胸腔闭式引流，根据引流量和病情调整； • 镇痛至少 24~48h，根据病情调整； • 保持机械通气直至拔管失败风险降至最低，尽量避免再插管对食管吻合口和食管 - 气管瘘口可能造成的损伤； • 吻合口张力较高的 TEF 术后建议 PVF（肌松，机械通气，屈曲体位）3~5 天肠外营养； • 胃管在位且无喂养禁忌证，术后 24~48h 可开奶，经胃管喂养	• 吻合口漏：禁食，肠外营养，气道护理，抗感染，根据胸腔积液或积气情况进行胸腔闭式引流； • 吻合口狭窄：食管扩张； • 胃管反流：抬高体位，质子泵抑制剂，增稠奶，幽门后喂养，胃底折叠术； • 其他：如食管 - 气管瘘复发、气管软化、喉返神经损伤或胸壁畸形等，对症处理

12-9　膈疝新生儿围手术期的内科管理

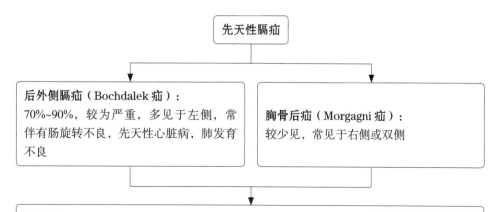

先天性膈疝

后外侧膈疝（Bochdalek 疝）：
70%~90%，较为严重，多见于左侧，常伴有肠旋转不良，先天性心脏病，肺发育不良

胸骨后疝（Morgagni 疝）：
较少见，常见于右侧或双侧

术前准备：
- 保温、适当斜坡位、及时胃肠减压、禁食；
- 维持内环境稳定和体液平衡，静脉营养，纠正酸中毒；
- 呼吸机辅助呼吸，避免面罩吸氧或正压通气导致胃肠道过度充气压力升高增加胸腔压力；
- 维持循环稳定：心脏超声监测肺动脉高压，必要时 NO 吸入，维持正常血压和灌注；
- 不建议脐静脉置管（因结构变异定位不能确定）

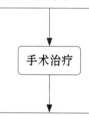

手术治疗

术后管理：
- 生命体征监测：q.h.4 次；q.2h.4 次；
- 注意出入液量平衡，维持正常血压和尿量；
- 建议深静脉置管和有创动脉血压监测；
- 镇静、镇痛：芬太尼 1~2μg/（kg·h）或吗啡，一般 3 天内减停，若≥3 天，需缓慢减量，预防停药反应；
- 抗感染：第三代头孢菌素类抗生素，如有肠道修补手术需考虑联合甲硝唑；
- 术后胸腹联合片：注意评估气管插管、深静脉置管、胃管或闭式引流位置；
- 注意胸腔闭式引流量，局部伤口渗液情况；
- 营养支持：静脉营养，尽早建立肠内营养；
- 常规气道护理

12-10　腹裂新生儿的围手术内科管理

```
┌──────┐
│ 腹裂 │
└──────┘
```

术前管理:

（1）出生后立即用无菌盐水纱布将脱出腹外的肠管覆盖;

（2）放置温暖、湿度较高的暖箱中,避免放置在远红外上以免增加不显性失水;

（3）禁食、胃肠减压减少肠管充气;注意排便情况,腹裂可合并肠闭锁、肠旋转不良或中肠扭转;

（4）液体管理:因不显性失水增加明显,每日液体需增加 20%~100%,注意随访血气分析和电解质,维持水电解质平衡

- 抗生素预防感染:第三代头孢菌素类抗生素 + 甲硝唑;
- 术前检查:胸腹联合片、心脏超声、心电图、内脏超声、排查有无其他畸形;
- 注意密切观察肠管血供情况,防止肠管坏死和扭转;
- 外科会诊,根据脱出肠管情况尽早安排Ⅰ期修补术或硅胶袋回纳后分期整复修补术

```
┌──────────────┐
│ Ⅰ期修补手术     │
│ 分期整复修补手术 │
└──────────────┘
```

术后管理:

- 生命体征监测:q.h.4 次;q.2h.4 次;
- 注意出入液量平衡,维持正常血压和尿量;
- 建议深静脉置管和有创动脉血压监测;
- 镇静、镇痛:芬太尼 1~2μg/(kg·h)或吗啡,腹裂术后一般需绝对镇静,可联合使用咪达唑仑 1~3μg/(kg·min)。鸦片类镇痛药一般 3 天内减停,若≥3 天,需缓慢减量,预防撤药综合征;
- 抗感染:第三代头孢菌素联合甲硝唑,根据细菌培养结果调整抗生素
- 术后胸腹联合片:注意评估气管插管、深静脉置管、胃管位置
- 术后注意 q.6~8h. 随访腹片,了解肠道充气情况,同时注意排便情况;
- Ⅰ期修补术时需密切监测腹内压,q.h. 或 q.2h.,如腹内压明显增高不能缓解需要及时外科处理,缓解腹内压,避免发生腹腔间室综合征
- 营养支持:静脉营养、白蛋白 1g/kg×3 天
- 维持水、电解质平衡
- 常规气道管理

第八节　坏死性小肠结肠炎

12-11　新生儿 NEC 的临床体征及防治

坏死性小肠结肠炎（NEC）

NEC 是肠道的缺血性、炎症性坏死，主要发生于早产儿，足月儿 NEC 常继发于其他疾病

危险因素

早产，肠道细菌定植，肠内喂养，先天性心脏病，循环不稳定，红细胞增多症，贫血

临床表现

大多数早产儿在生后 14~20 天或者纠正胎龄 30~32 周时发病。早期临床表现包括喂养不耐受，胃潴留增加和血便。特异性的腹部体征有腹部膨隆、压痛、腹壁皮肤颜色异常、呕吐以及胆汁样潴留。非特异性的表现包括新生儿败血症样症状和体征，如呼吸暂停、体温不稳、低血压及休克

分期：
Ⅰ期（疑似）
Ⅱ期（确诊）
Ⅲ期（晚期）

医技检查
- **实验室检查：**
血常规及 CRP（每 12~24h 复查直到稳定），血培养，粪便轮状病毒及肠道病毒检测，血气分析，电解质，凝血功能

- **影像学检查：**
腹部 X 射线，急性期每 6~8h 复查；腹部超声

治疗
- **内科：**
禁食，胃肠减压，肠外营养；呼吸机循环支持，监测生命体征；抗生素

- **外科：**
确诊Ⅱ期或Ⅲ期 NEC 需要外科医生会诊，尤其在病情进展迅速或有消化道穿孔征象时，以确定是否需要外科手术

预防

母乳喂养，早期微量喂养，预防感染，避免长期使用抗生素

12-12   NEC 新生儿的围手术管理

新生儿坏死性小肠结肠炎

术前管理：
- 一旦诊断明确立即禁食、胃肠减压；注意排便情况，有无血便等；
- 保持水电解质平衡，纠正酸中毒，静脉营养，适当减少脂肪摄入；
- 抗感染：完善病原学检查，使用广谱抗生素抗感染治疗；
- 避免使用无创呼吸机导致胃肠道气体增加，积极保护气管插管，机械通气；
- 疼痛管理：芬太尼 0.5~1μg/（kg·h）；
- 外科医生会诊及评估；
- 其他：根据患儿病情酌情使用少浆血、白蛋白、新鲜冰冻血浆、静脉丙种球蛋白等支持治疗；
- q.4~6h. 密切随访腹部正侧位片，直至好转；如发生气腹或肠管固定，血性腹水等急性肠坏死征象，手术治疗；
- 积极维持循环稳定，保障生命体征平稳：酌情选择药物治疗

- 如发生肠穿孔、肠坏死，原则上均需进行手术治疗，如患儿一般情况极差不能耐受开腹手术者，可进行床旁姑息性腹腔引流以减轻腹腔压力，择期再进行手术
- NEC 的急性期手术均为急诊手术，患儿病情危重，术前需要尽可能维持内环境稳定，以减少手术风险

术后管理：
- 生命体征监测：q.h.，4 次；q.2h.，4 次；
- 注意出入液量平衡，维持正常血压和尿量：可酌情使用血管活性药物；
- 血管通路：建议深静脉置管和有创动脉血压监测；
- 镇静、镇痛：芬太尼 1~2μg/（kg·h）或吗啡，鸦片类镇痛药，一般 3 天内减停，若≥3 天，需缓慢减量，预防停药反应。如需绝对镇静可联合使用咪达唑仑 1~3μg/（kg·min）；
- 抗感染：广谱抗生素联合甲硝唑，根据细菌培养结果调整抗生素；
- 术后胸腹联合片：注意评估气管插管、深静脉置管、胃管位置；
- 术后注意随访腹部平片，了解肠道充气情况；
- 术后 24h 可开放肠造瘘口，记录造瘘量，每日超过 30ml/kg 需要进行液体替代，同时注意胃肠减压性质和量，以及排便情况；
- 血制品输注：根据病情选择红细胞悬液、冰冻血浆、白蛋白、静脉丙种球蛋白等；
- 静脉营养支持，维持水、电解质平衡，纠正酸碱失衡；
- 常规气道管理

（沈 淳   曹 云   张 蓉）

第十三章

神经系统疾病

| 第一节 | 新生儿惊厥

13-1 新生儿惊厥的分类

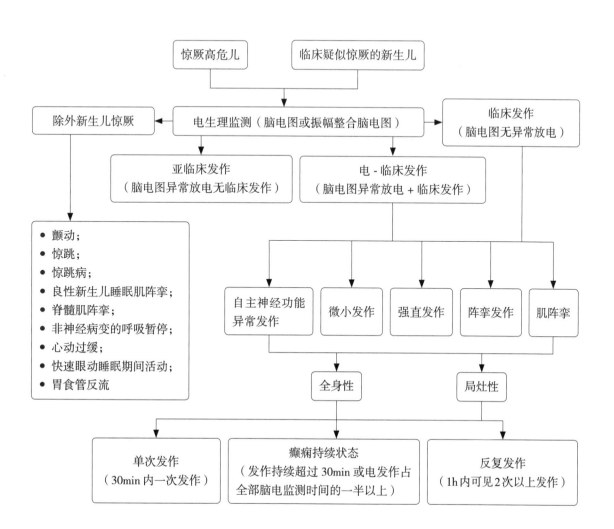

13-2　新生儿惊厥的急诊管理

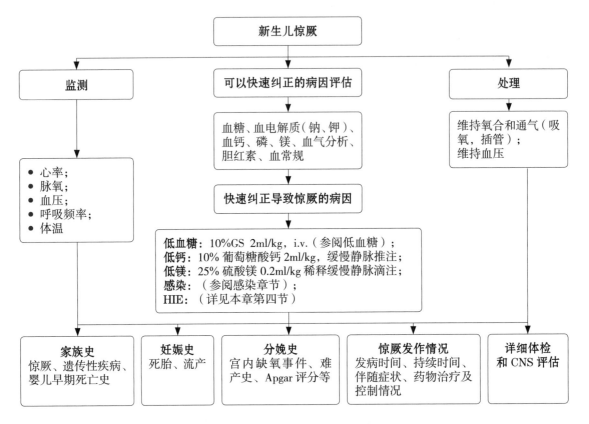

13-3　惊厥的病因评估

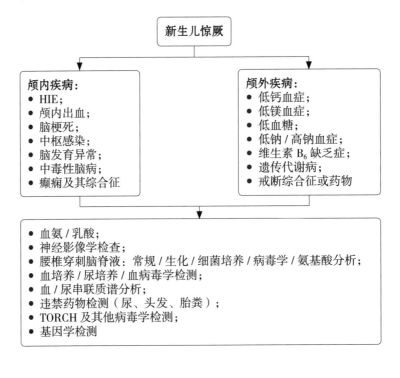

13-4 惊厥患儿的抗惊厥治疗

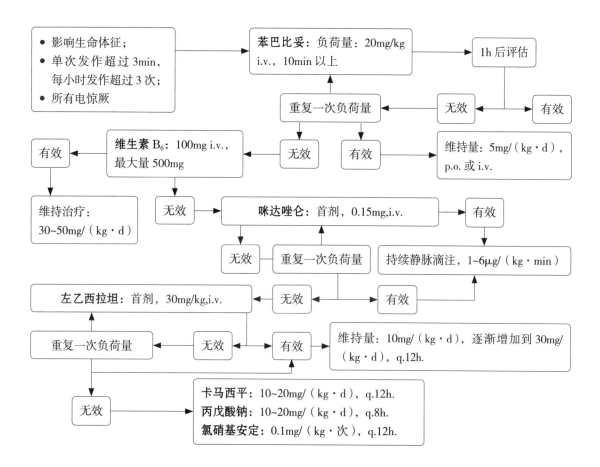

13-5 维生素 B₆ 依赖性惊厥的治疗

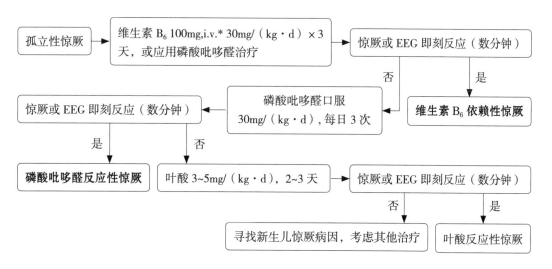

*：有些患儿对单一剂量的维生素 B₆ 治疗不能控制临床或电惊厥。

13-6　抗惊厥药物停用原则

停药指征：
- 惊厥停止发作 72h 以上；
- 神经系统查体正常；
- 脑电图没有发作

- 单一的抗惊厥药物不需要逐渐停药；
- 应用一种以上的抗惊厥药物时，应一个一个停药，最后停用苯巴比妥

新生儿期：
- 如果神经系统检查正常，停用苯巴比妥；
- 如果神经系统检查异常，积极寻找病因，行 EEG 检查；
- 多数情况下继续给予苯巴比妥，1 月龄重新评估

出院后 1 个月：
- 如果神经系统检查正常停用苯巴比妥；
- 如果神经系统检查异常，EEG 检查；
- 如果脑电图无惊厥，停用苯巴比妥

咪达唑仑注意事项：
- 如果输注时间 ≤72h，每 8h 减 0.05~0.1mg/（kg·h）；
- 如果滴注时间超过 72h，减量前咨询药剂师

第二节　神经肌肉疾病（松软儿）

13-7　新生儿神经肌肉疾病（松软儿）的定义

- 神经肌肉疾病是以运动功能障碍为主要临床特征的一组疾病，临床上称为松软儿（floppy baby），又称为婴儿肌张力低下症或先天性肌弛缓综合征。
- 肌张力低下可出现在脑、脊髓、神经和肌肉疾病中，病变部位可分为：运动神经元病、周围神经病、神经肌肉接头病和肌肉病

13-8　脑性肌张力低下和运动单位性肌张力低下的鉴别

脑性肌张力低下	运动单位性肌张力低下
• 有大脑其他功能异常的表现； • 容貌异常； • 手握拳； • 其他脏器畸形； • 姿势反射可诱发运动； • 腱反射正常或活跃； • 垂直悬吊腿呈剪刀状	• 无大脑其他功能异常的表现； • 无手握拳； • 无其他脏器畸形； • 腱反射减弱或消失； • 有肌肉萎缩

13-9　松软儿的诊断与鉴别诊断流程图

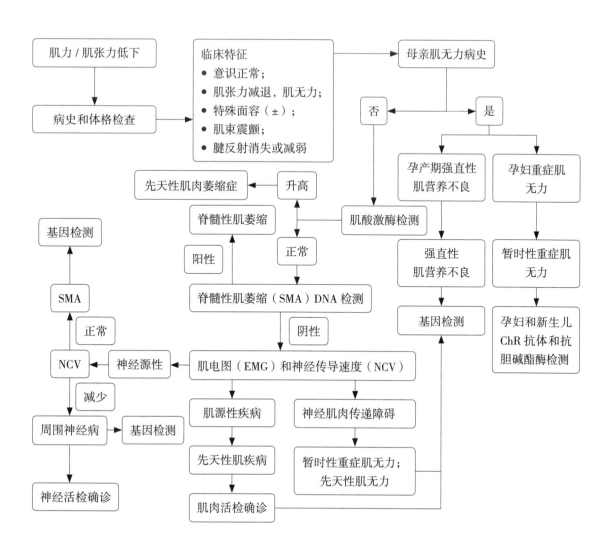

第三节　神经重症监护

13-10　新生儿神经重症监护

新生儿神经重症监护	目标	聚焦脑保护，建立集监测、发育支持护理、治疗和远期随访为一体的临床管理模式
	团队	新生儿、神经科、神经影像学、神经电生理、遗传学、康复和神经专科护理、神经发育、营养、临床药学、神经外科
	受益人群	**● 脑损伤患儿** 缺氧缺血性脑病、脑梗死、脑室周围白质软化/脑室内出血、颅内出血、中枢神经系统感染、脑发育异常、肿瘤、早发性癫或癫性脑病、产时或产后头颅创伤或手术脑损伤患儿 **● 脑损伤高危儿** 持续性低血糖、重度高胆红素血症，遗传代谢性疾病，严重呼吸、循环功能障碍，全身性麻醉手术后，神经肌肉性疾病，具有脑损伤高危因素的早产儿
	多模态神经功能监护	**● 具备 NICU 常规配置：** 心电监护、脉搏氧饱和度、温度、血压、黄疸、血糖、血气、微量生化、经皮氧和二氧化碳分压等监测设备，复苏，无创和有创机械通气等 **● 神经重症床旁监护设备：** 脑电生理监测（脑电图、脑功能和诱发电位）、脑氧监测、脑血流监测、低温治疗设备；无创心输出量监测，持续血糖监测，标准化神经系统查体（至少配备电生理和脑氧监测、低温治疗设备） **● 借助医院辅助学科力量：** 神经影像诊断设备（MRI/CT/超声）、遗传与分子诊断（二代基因测序技术、串联质谱）、外周神经/肌肉活检技术、表面肌电图、心脏超声、神经发育评估、危重新生儿转运设备（至少配备神经影像设备）

第四节　缺氧缺血性脑病

13-11　新生儿缺氧缺血性脑病（HIE）诊断

HIE 诊断：
● 存在缺氧缺血事件（宫内窘迫、子宫/胎盘破裂、脐带脱垂、晚期减速等）；
● 5 分钟 Apgar 评分 <5 分或正压复苏超过 10 分钟或脐带血或生后 1h 血气分析 pH<7.10,
BE <−10mmol/L；
● 存在神经系统症状和体征，如意识障碍、惊厥、肌力肌张力异常、原始反射异常

13-12 HIE 临床评估和分度

分度	轻度	中度	重度
意识	过度兴奋	嗜睡迟钝	昏迷
肌张力	正常	减低	松软或间歇高
反射	稍活跃	减弱	消失
惊厥	无	常有	多见或持续
中枢性呼吸衰竭及瞳孔改变	无	无或轻	常有
前囟张力	无	无或小	不对称，光反应消失
病程及预后	正常	正常或稍膨	饱满、紧张
	症状持续24h左右，预后好	大多至1周后症状消失，不消失者如存活可能有后遗症	病死率高，多在1周内死亡，存活者症状持续数周，多有后遗症

13-13 HIE 脏器功能评估

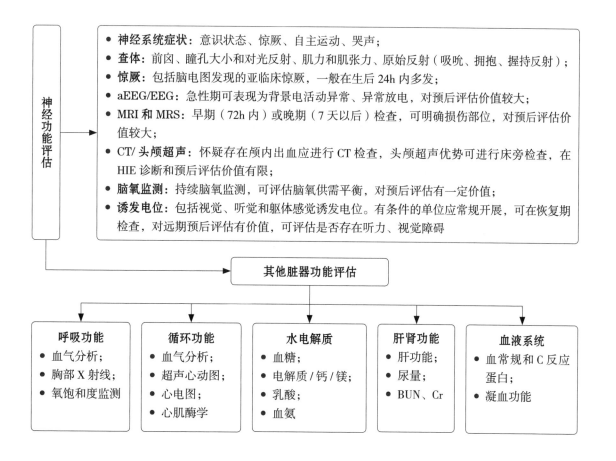

神经功能评估

- **神经系统症状**：意识状态、惊厥、自主运动、哭声；
- **查体**：前囟、瞳孔大小和对光反射、肌力和肌张力、原始反射（吸吮、拥抱、握持反射）；
- **惊厥**：包括脑电图发现的亚临床惊厥，一般在生后24h内多发；
- **aEEG/EEG**：急性期可表现为背景电活动异常、异常放电，对预后评估价值较大；
- **MRI 和 MRS**：早期（72h 内）或晚期（7天以后）检查，可明确损伤部位，对预后评估价值较大；
- **CT/头颅超声**：怀疑存在颅内出血应进行 CT 检查，头颅超声优势可进行床旁检查，在 HIE 诊断和预后评估价值有限；
- **脑氧监测**：持续脑氧监测，可评估脑氧供需平衡，对预后评估有一定价值；
- **诱发电位**：包括视觉、听觉和躯体感觉诱发电位。有条件的单位应常规开展，可在恢复期检查，对远期预后评估有价值，可评估是否存在听力、视觉障碍

其他脏器功能评估

呼吸功能	循环功能	水电解质	肝肾功能	血液系统
• 血气分析； • 胸部 X 射线； • 氧饱和度监测	• 血气分析； • 超声心动图； • 心电图； • 心肌酶学	• 血糖； • 电解质/钙/镁； • 乳酸； • 血氨	• 肝功能； • 尿量； • BUN、Cr	• 血常规和C反应蛋白； • 凝血功能

13-14　HIE 管理——对症支持治疗

呼吸管理	循环管理	水电解质管理	肾脏管理	血液管理	营养管理
• 维持正常氧合 / 通气； • 避免低 / 高碳酸血症； • 避免低氧 / 高氧血症； • PPHN 管理； • 纠正酸中毒	• 维持平均动脉压 40mmHg 以上； • 必要时扩容； • 根据需要应用血管活性药物； • 根据功能心脏彩超进行目标管理	• 维持血糖在正常高限； • 维持电解质平衡； • 维持血钙、镁正常； • 注意高 / 低钾血症	• 根据尿量调整液量； • 必要时肾脏替代治疗； • 必要时可应用利尿剂	• 维持 Hb>120g/L，可输注浓缩红细胞； • 出血倾向给予血浆等； • 血小板 <4 万时输注血小板	• 积极静脉营养； • 早期微量肠道喂养

对症治疗

抗惊厥治疗

• 不推荐预防性应用苯巴比妥防止惊厥发作；
• 抗惊厥治疗首选苯巴比妥（详见新生儿惊厥的急诊管理）

控制脑水肿

• 限制液体量，根据出量计算入量；
• 不推荐应用甘露醇和呋塞米降低颅内压；
• 不建议 HIE 时使用激素减轻脑水肿

脑保护治疗

低温治疗
推荐中重度 HIE 患儿；越早开始效果越好（详见低温治疗患儿的转运程序）

存在争议的治疗方法
• 促红细胞生成素；
• 褪黑素；
• 别嘌呤醇；
• 干细胞移植；
• 惰性气体；
• 神经营养因子；
• 高压氧；
• 神经节苷脂

13-15　亚低温治疗新生儿 HIE 的适应证和禁忌证

亚低温治疗新生儿 HIE 的选择标准

• 胎龄 ≥35 周和出生体重 ≥2 000g，并且同时存在下列情况
• 胎儿或新生儿缺氧缺血证据（满足以下 3 项中的任意 1 项）：
　□ 胎儿宫内窘迫的证据，如子宫 / 胎盘破裂、胎盘早剥、脐带脱垂或严重胎心异常变异或晚期减速；
　□ 5 分钟 Apgar<5 分；
　□ 脐带血或生后 1h 内动脉血气分析 pH 值 ≤7.10 或 BD≥10mmol/L；
　□ 需正压通气至少 10min
• 有新生儿 HIE（包括轻度 HIE）或脑功能监测异常的证据：
　□ 新生儿 HIE 诊断依据中华医学会儿科学分会新生儿学组制定的新生儿 HIE 诊断标准；
　□ 脑电生理监测异常的证据，至少描计 20min，存在以下任意 1 项，①严重异常：上边界电压 ≤10μV；②中度异常：上边界电压 >10μV 和下边界电压 <5μV；③惊厥

亚低温治疗排除标准

绝对禁忌证：
• 胎龄 ≤34 周；
• 宫内发育迟缓，出生体重 ≤1 800g。经最大限度地循环支持后仍存在严重低血压，平均动脉压 <40mmHg；
• 经最大限度地支持后仍存在低氧血症，氧饱和度不能维持在 85% 以上；
• 不可逆的临床相关的凝血障碍

相对禁忌证：
• 生后超过 6h；
• 胎龄大于 34 周但小于 35 周；
• 显著先天畸形 / 遗传综合征 / 已知的代谢异常 / 严重颅内出血；
• 严重脓毒症

13-16　低温治疗患儿的转运程序

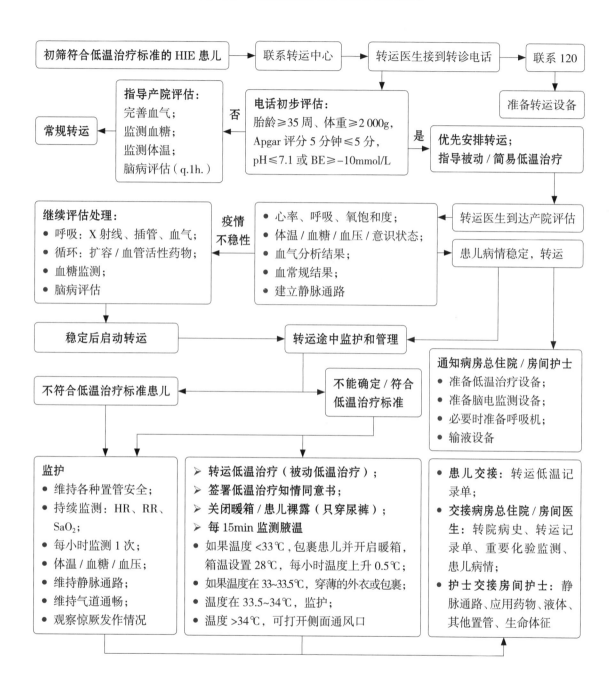

13-17　足月儿缺氧缺血性脑病循证治疗指南（2011）

支持对症治疗：
（1）推荐维持适当的通气和氧合；
（2）推荐维持适当脑血流灌注，避免血压剧烈波动；
（3）推荐维持适当的血糖水平；
（4）推荐适量限制入液量和控制脑水肿。不建议常规使用甘露醇预防脑水肿；不建议使用激素减轻脑水肿；
（5）推荐苯巴比妥作为控制惊厥一线用药，不建议苯巴比妥作为足月儿 HIE 惊厥发生的预防性用药

神经保护治疗：
（1）推荐亚低温治疗足月儿中、重度 HIE；
（2）不建议高压氧治疗足月儿 HIE。原因是纳入文献存在非常严重的局限性和严重的不一致性。高压氧治疗足月儿 HIE 的安全性研究十分薄弱，缺乏多中心 RCT 研究的可靠结论；
（3）不建议促红细胞生成素治疗足月儿 HIE。研究较少，尚不足以证实其神经保护作用；
（4）不建议人神经干细胞移植治疗足月儿 HIE。目前细胞疗法治疗 HIE 鲜有临床研究的报道，目前研究证据来源于病例报告；
（5）根据目前文献检索结果，不推荐以下药物作为特殊神经保护剂治疗足月儿 HIE，包括：硫酸镁、别嘌呤醇、纳洛酮、胞二磷胆碱、脑活素、1,6- 二磷酸果糖、神经节苷脂、碱性成纤维细胞生长因子和神经生长因子、布洛芬、吲哚美辛、硝苯地平、尼莫地平、川芎嗪、东莨菪碱和山莨菪碱、维生素 E 和维生素 C 等

引自：卫生部新生儿疾病重点实验室，复旦大学附属儿科医院，《中国循证儿科杂志》编辑部，等 . 足月儿缺氧缺血性脑病循证治疗指南（2011）. 中国循证儿科杂志，2011，6：327-334.

第五节 ｜ 早产儿脑室内出血

13-18　早产儿 IVH 的临床特征

发病时间： 50% 发生在生后 24h 以内。90% 发生在生后 72h 以内

临床表现：
- **无症状型：** 占 25%~50%，可通过常规超声筛查发现；
- **断续进展型：** 常见。症状在数小时至数天内断续进展，由于出血量较大或渐进性出血所致。此类出血初始表现为兴奋性增高，易激惹，发展严重时出现颅压高，脑性尖叫、惊厥。进一步恶化继而出现抑制症状和中枢性呼吸异常；
- **急剧恶化型：** 极少见，发生在短时间内严重出血的早产儿。在数分钟至数小时内病情急剧进展，很快出现意识障碍、眼球固定、光反射消失、强直性惊厥、中枢性呼吸抑制。患儿常在短时间内死亡

IVH 超声筛查：
- 生后第 1、3 和 7 天进行头颅超声检查；
- 疑似或确诊 IVH 者每周头颅超声 1 次；
- 无 IVH 者生后 4 周随访；
- 怀疑 IVH 者随时进行超声检查；
- 病情需要 / 条件允许进行 MRI 检查

诊断和分度： 依靠头颅超声筛查和确诊：
- Ⅰ度：单纯室管膜下出血；
- Ⅱ度：室管膜下出血进入脑室内，但无脑室扩大；
- Ⅲ度：脑室内出血伴脑室扩大；
- Ⅳ度：脑室内出血伴脑室扩大，并侵犯脑实质

13-19　早产儿 IVH 的管理

急性期的管理	• **呼吸管理**：维持正常通气和氧合功能、可给予氧疗、不同形式呼吸支持；避免低碳酸和高碳酸血症； • **循环管理**：避免低血压和高血压，扩容、改善心脏功能，必要时应用血管活性药物。注意 PDA； • **血液系统**：纠正贫血、必要时应用血浆、输注凝血因子、血小板； • **神经系统**：惊厥患儿可给予抗惊厥治疗、不建议应用脱水剂； • **电解质和代谢**：纠正血糖、血钠、血钙、血钾紊乱； • **泌尿系统**：注意肾功能变化，必要时限液、利尿、肾脏替代治疗
恢复期的管理	**出血后脑积水的监测：** • 每日测量头围，注意颅内压增加征象：如前囟隆起、颅缝增宽，每周头围增加 >2cm，颅内压 >80mmH₂O； • 增加颅脑超声频率：至少每周 1 次，测量脑室径，侧脑室引流的标准是侧脑室指数（AI）大于相应胎龄 97 百分位 +4mm。AI 为大脑镰 - 侧脑室外缘的距离 **出血后脑积水的治疗：** • **外科治疗**：外科手术治疗是迅速缓解脑积水的有效方法，包括侧脑室引流、埋置脑室储液囊反复放液、和脑室 - 腹腔分流（详见本章第八节"脑积水"）； • **连续腰椎穿刺**：是出血后脑积水的传统治疗方法，但因其容易继发感染和给患儿造成痛苦，且预期有效的脑脊液放出量常常难以达到，不是出血后非进行性脑室扩张的治疗适应证； • **乙酰唑胺**：有减少脑脊液分泌的作用，但一项大样本的 RCT 结果表明，乙酰唑胺结合利尿剂治疗没有减少分流术却增加了死亡率及神经功能障碍发生率。现已不推荐该药用于新生儿

13-20　早产儿 IVH 的预防

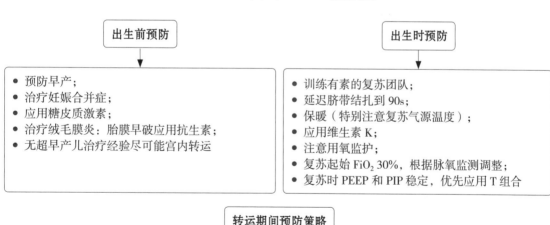

恢复期管理说明见上。此处为预防流程图：

出生前预防	出生时预防
• 预防早产； • 治疗妊娠合并症； • 应用糖皮质激素； • 治疗绒毛膜炎；胎膜早破应用抗生素； • 无超早产儿治疗经验尽可能宫内转运	• 训练有素的复苏团队； • 延迟脐带结扎到 90s； • 保暖（特别注意复苏气源温度）； • 应用维生素 K； • 注意用氧监护； • 复苏起始 FiO₂ 30%，根据脉氧监测调整； • 复苏时 PEEP 和 PIP 稳定，优先应用 T 组合

转运期间预防策略

专业的转运团队：	有条件应进行：
• 转运前评估（STABLE）； • 专业转运车（减震、降噪、呼吸支持、液体输注支持、复苏设备）； • 连续监测脉氧、心电监护； • 监护血压、血糖（q.1h.）	• 经皮二氧化碳和氧分压监测； • 脑电监测； • 脑氧监测； • 降低噪声； • 降低震动

13-21　NICU 中早产儿的脑保护策略

（1）维持中性温度
（2）保持头位正中位
（3）肺保护性通气策略
- 早期给予肺表面活性物质；
- 尽可能给予无创通气；
- 早期应用咖啡因；
- 尽可能减少有创通气时间；
- 小潮气量；
- 适当 PEEP；
- 较小的 PIP；
- 采用容量保证通气模式；
- 监测 PCO_2 和 PO_2；
- 按需吸痰，注意吸引时间、压力和脉氧变化

（4）维持循环功能稳定
- 监测血压和心功能；
- 谨慎扩容，扩容速度大于 30 分钟慎用碳酸氢钠纠酸，需要输注 30 分钟以上；
- 慎用血管活性药物
（5）维持水电解质平衡
- 注意避免液体负荷过多；
- 监测电解质；
- 避免高钠血症和低钠血症
（6）监测血糖，避免高血糖和低血糖
（7）避免或减轻应激和疼痛反应
- 发育支持护理（NIDCAP）；
- 有创操作给予镇痛，选择非药物镇痛；
- 术后常规给予镇痛管理；
- 必要时选择吗啡或芬太尼镇痛
（8）生后 72h 内尽可能避免腰椎穿刺

第六节　早产儿脑白质损伤

13-22　早产儿脑白质损伤的定义及超声诊断

脑白质损伤是早产儿特有的脑损伤形式之一，包括脑室旁白质软化（PVL）和弥散性脑白质损伤。前者指特征性分布在脑室旁的缺血性坏死，继而发展成囊腔，又称"囊性 PVL"；后者指更广泛的脑白质和灰质损伤，常无囊腔形成，也被称为弥散性"非囊性 PVL"。其病理特征是白质少突胶质细胞前体的坏死或凋亡，导致脑白质容量减少和髓鞘化受损，可遗留神经系统后遗症，最常见的是脑瘫、视力障碍和认知缺陷。

PVL 的超声诊断和分级
- Ⅰ级：双侧脑室周围局部强回声，持续或大于 7 天，其后无囊腔出现；
- Ⅱ级：双侧脑室周围局部强回声，数周后（最早在生后 2 周）转变为脑室周围局部小囊腔改变；
- Ⅲ级：双侧脑室周围广泛性强回声，数周后（最早在生后 2 周）转变为脑室周围广泛性囊腔改变，囊腔可融合成片；
- Ⅳ级：双侧脑室周围广泛性强回声，并涉及皮质下浅表白质，数周后（最早在生后 2 周）转变为脑室周围和皮质下浅表白质弥漫性囊腔改变

13-23　早产儿脑白质损伤的磁共振检查和分度

Ⅰa 期	• 生后 2 周：脑室旁白质 <6 处局灶点状病灶和 DWI 异常信号； • 生后 2~6 周：脑室旁白质点状病灶 <6 处； • 矫正胎龄至足月：脑室旁白质点状病灶 <6 处，T_1 加权相脑白质局部信号增强，内囊后肢髓鞘化对称且基本符合胎龄
Ⅰb 期	• 生后 2 周：脑室旁白质≥6 处局灶点状病灶和 DWI 异常信号； • 生后 2~6 周：脑室旁白质点状病灶≥6 处； • 矫正胎龄至足月：脑室旁白质点状病灶≥6 处，T_1 加权相脑白质局部信号增强，内囊后肢髓鞘化对称且基本符合胎龄
Ⅱ 期	• 生后 2 周：脑室旁白质≥6 处局灶点状病灶和 DWI 异常信号； • 生后 2~6 周：脑室旁白质囊性病变≥6 处； • 矫正胎龄至足月：脑室旁白质囊性病变，和 / 或以下表现中的 2 种及以上：①轻度脑室扩张（侧脑室三角区宽 7.5~10mm），脑室形态不规则；②T_1 加权相脑白质局部信号增强；③内囊后肢髓鞘化不完全
Ⅲ 期	• 生后 2 周：广泛（融合）DWI 异常信号； • 生后 2~6 周：广泛脑室旁白质囊性病变； • 矫正胎龄至足月：广泛脑室旁白质囊性病变，和 / 或以下表现中的 2 种及以上：①脑白质容积减少，中 - 重度脑室扩张（侧脑室三角区宽 >10mm），脑室形态不规则；②T_1 加权相广泛脑白质信号增强；③内囊后肢无或仅有少量髓鞘化
Ⅳ 期	• 生后 2 周：广泛（融合）DWI 异常信号； • 生后 2~6 周：广泛脑室旁和皮质下白质囊性病变； • 矫正胎龄至足月：广泛脑室旁和皮层下白质囊性病变，和 / 或以下表现中的 2 种及以上：①中 - 重度脑室扩张（侧脑室三角区宽 >10mm）；②脑白质容积明显减少或完全消失；③病变累及基底节或丘脑；④T_1 加权相广泛脑白质信号增强；⑤内囊后肢无髓鞘化

13-24　早产儿脑白质损伤的管理

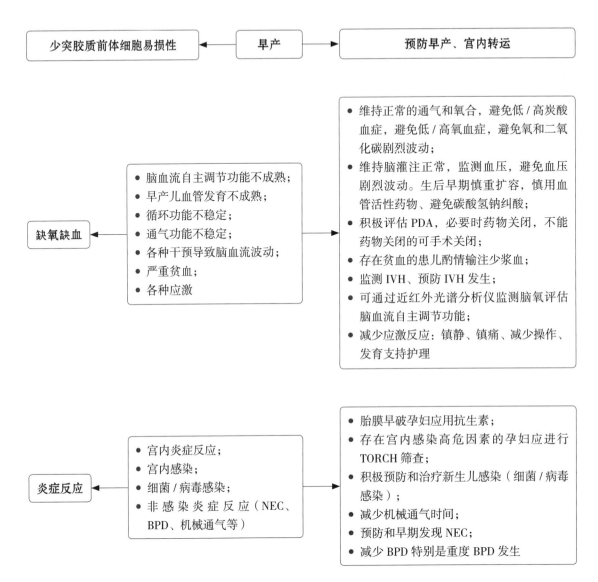

目前无有效药物治疗，预防为主，一旦诊断，早期康复干预

第七节 脑 梗 死

13-25 新生儿脑梗死的定义和分类

新生儿脑梗死，也称"脑卒中"，是由于脑血管病变所致脑局部性损伤，是新生儿急性脑病的常见原因，表现为惊厥、意识障碍和感觉运动异常，后期容易遗留偏瘫等神经系统后遗症。

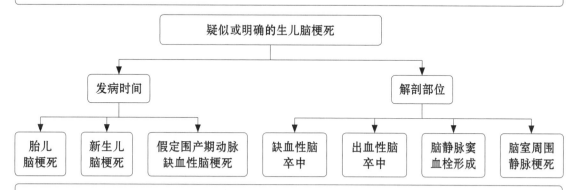

- 胎儿脑卒中：出生前发病，可由放射学特征证实存在；
- 新生儿脑卒中：出生至出生后 28 天发病，可由临床和放射学特征证实存在；
- 假定围产期缺血性脑卒中：根据临床和影像学表现推测发病的确切时间为围产期。临床表现包括：在没有急性新生儿脑病的情况下，生后 1 年内出现慢性静止性局灶性神经功能障碍，影像学检查可能表现为动脉供血区域的梗死或脑室周围静脉梗死

13-26 新生儿脑梗死的高危因素和评估

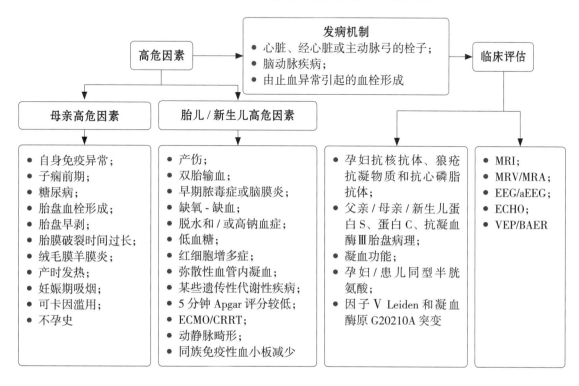

13-27 新生儿脑梗死的临床管理

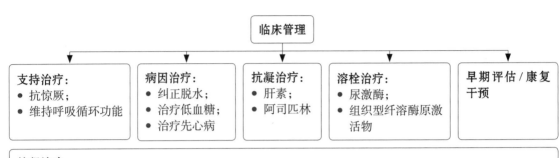

```
                    ┌──────────┐
                    │ 临床管理 │
                    └──────────┘
```

支持治疗：
- 抗惊厥；
- 维持呼吸循环功能

病因治疗：
- 纠正脱水；
- 治疗低血糖；
- 治疗先心病

抗凝治疗：
- 肝素；
- 阿司匹林

溶栓治疗：
- 尿激酶；
- 组织型纤溶酶原激活物

早期评估/康复干预

抗凝治疗：
- 普通肝素：2008 年美国胸科医师协会推荐的新生儿普通肝素用量为负荷量 75U/kg，然后以 28U/（kg·h）维持，应用普通肝素的同时，需要监测 APTT，调整肝素剂量维持 APTT 在 60~85s；
- 低分子肝素：美国胸科医师协会推荐依诺肝素应用于新生儿的剂量为每次 1.5mg/kg，每日 2 次，皮下注射

第八节 脑 积 水

13-28 胎儿脑积水的出生前及出生后管理

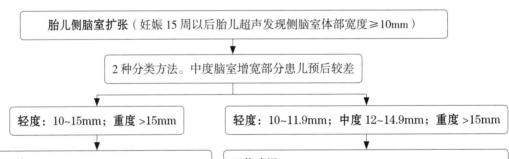

胎儿侧脑室扩张（妊娠 15 周以后胎儿超声发现侧脑室体部宽度≥10mm）

2 种分类方法。中度脑室增宽部分患儿预后较差

轻度：10~15mm；重度 >15mm

轻度：10~11.9mm；中度 12~14.9mm；重度 >15mm

实验室评估：
- 全面胎儿超声检查，确定有无伴随异常；
- 详细了解家族史及病史；
- 胎儿核型分析；包括核型、染色体微阵列（CMA）、全外显子分析，特别是存在其他异常；
- 感染性病因：最好进行羊水聚合酶链反应（PCR）检查，也可选择母体血清学检查；
- 必要时考虑 MRI，特别是中度以上病因不明者，或合并其他畸形者；
- 定期超声随访检查，以评估有无进展或好转

可能病因：
- 脑发育畸形（胼胝体发育不良、dandy-walker 畸形、神经管缺陷）；
- 先天性感染如 TORCH、寨卡病毒感染；
- 宫内颅内出血；
- 染色体或基因异常或综合征（21-三体、L1 黏附分子缺陷）；
- 颅内占位病变；
- 正常变异（找不到特别原因）

出生前管理：
- 病因明确且提示远期预后不良者可终止妊娠；
- 严重脑室扩张者可提前分娩；
- 严重头围增大者可剖宫产；
- 产前干预疗效和安全性存在争议，不建议进行

出生后管理：
- 遗传咨询；
- 进一步完善病因检查；
- 病因治疗：如 CMV 感染、脊膜膨出等；
- 分流：脑室腹腔分流或经内镜下第三脑室底造瘘术

13-29 早产儿出血后脑积水的管理

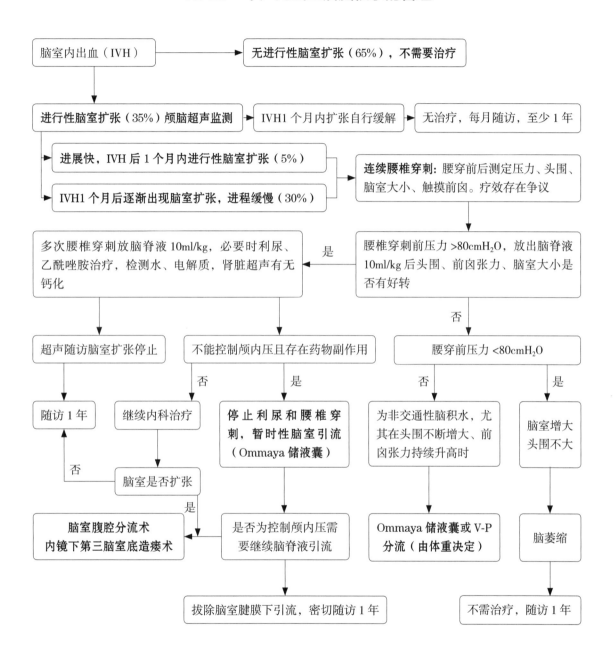

第九节 │ 神经管缺陷

13-30　新生儿神经管缺陷的出生前、出生时和出生后管理

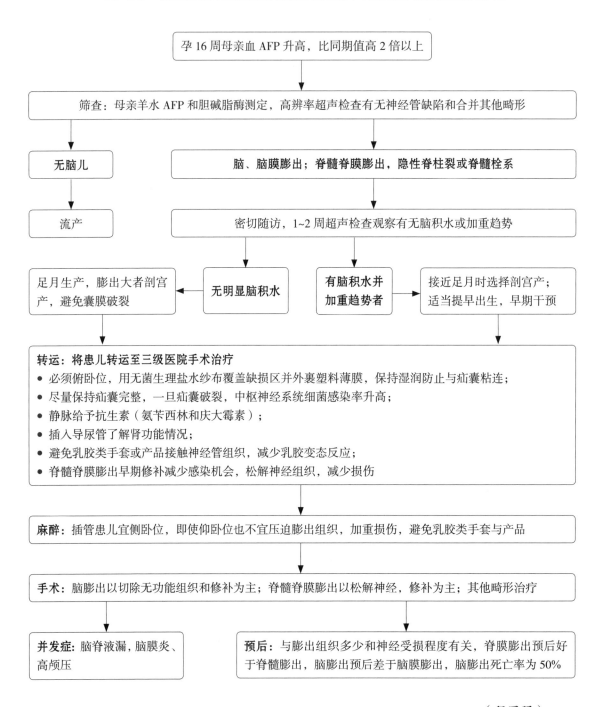

```
孕 16 周母亲血 AFP 升高，比同期值高 2 倍以上
                    ↓
筛查：母亲羊水 AFP 和胆碱脂酶测定，高辨率超声检查有无神经管缺陷和合并其他畸形
        ↓                                    ↓
    无脑儿              脑、脑膜膨出；脊髓脊膜膨出，隐性脊柱裂或脊髓栓系
        ↓                                    ↓
     流产              密切随访，1~2 周超声检查观察有无脑积水或加重趋势
                        ↓              ↓
足月生产，膨出大者剖宫    无明显脑积水   有脑积水并      接近足月时选择剖宫产；
产，避免囊膜破裂                        加重趋势者      适当提早出生，早期干预
```

转运：将患儿转运至三级医院手术治疗
- 必须俯卧位，用无菌生理盐水纱布覆盖缺损区并外裹塑料薄膜，保持湿润防止与疝囊粘连；
- 尽量保持疝囊完整，一旦疝囊破裂，中枢神经系统细菌感染率升高；
- 静脉给予抗生素（氨苄西林和庆大霉素）；
- 插入导尿管了解肾功能情况；
- 避免乳胶类手套或产品接触神经管组织，减少乳胶变态反应；
- 脊髓脊膜膨出早期修补减少感染机会，松解神经组织，减少损伤

麻醉：插管患儿宜侧卧位，即使仰卧位也不宜压迫膨出组织，加重损伤，避免乳胶类手套与产品

手术：脑膨出以切除无功能组织和修补为主；脊髓脊膜膨出以松解神经，修补为主；其他畸形治疗

并发症：脑脊液漏，脑膜炎、高颅压

预后：与膨出组织多少和神经受损程度有关，脊膜膨出预后好于脊髓膨出，脑膨出预后差于脑膜膨出，脑膨出死亡率为 50%

（程国强）

第十四章

血液系统疾病

| 第一节 | 胎 儿 水 肿

14-1　胎儿水肿的定义与病因

- 胎儿水肿是胎儿体液的过多积聚，至少包括两处异常的液体集聚：腹腔积液、胸腔积液、心包积液、皮肤水肿（皮肤厚度 >5mm）。

- 胎儿水肿传统上分为免疫性水肿和非免疫性水肿。在过去，免疫性胎儿水肿多数是由 Rh 溶血病引起的，20 世纪 70 年代以来，Rh 溶血病的有效预防已经显著降低了免疫性水肿的发生率，目前胎儿水肿病例中 90% 为非免疫胎儿水肿（NIHF）。

- NIHF 被认为是一种非特异性的，各种疾病的终末期状态，提示胎儿病变严重，与围产儿死亡率及新生儿发病率密切相关。

胎儿水肿的病因
• 心血管疾病（20%）
• 淋巴管发育不良（15%）
• 血液系统疾病（9%）
• 染色体异常（9%）
• 感染（7%）
• 无已知基因缺陷的综合征（6%）
• 双胎输血和胎盘血管异常（4%）
• 胸廓畸形（2%）
• 遗传性代谢病（1%）
• 先天性肾脏和尿路异常（1%）
• 胸部肿瘤（1%）
• 其他（4%）和特发性（20%）

胎儿水肿的诊断、鉴别诊断流程图

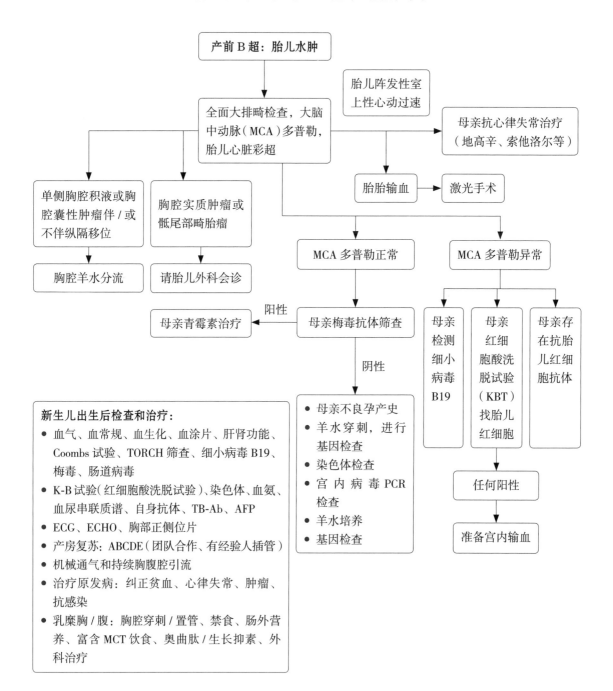

胎儿水肿新生儿的出生后管理

产前产科儿科团队合作评估：
- 胎儿水肿的病因；
- 宫内是否已经干预；
- 新生儿出生窒息复苏方案；
- 告知家长

↓

新生儿复苏遵循窒息复苏指南和产前制订方案：
- 产房准备全套复苏设备，可能是困难气道，需要有经验的插管人员；
- 如考虑严重贫血，需提前备血；
- 大量胸腔积液、腹水需要产房胸腔穿刺或腹腔穿刺引流；
- 如果患儿小于 30 周，需要预防性应用肺表面活性物质；
- 脐动静脉置管，如引流胸胸腔积液、腹水，需要液体复苏，早期血管活性药物

心脏源性： 心电图，心脏彩超，心肌酶谱；
心律失常： 快速性心律失常时首选电复律、药物治疗；缓慢性心律失常（此两种疾病详见第十一章第四节心律失常）；
结构性心脏病：
发绀型先天性心脏病：前列腺素 0.05~0.1μg/（kg·min）
心功能不全：血管活性药物

↓

出生后检验：
- 血气分析、血常规、血生化、心肌酶谱、血涂片、Coombs 试验，Torch、细小病毒 B19、肝炎、梅毒、肠道病毒筛查、K-B 试验、染色体、全基因组分析、血氨、血尿串联质谱、自身抗体、结合抗体、甲胎蛋白；
- 胸腹水：常规，生化，培养，乳糜试验；
- 心电图、心脏彩超、胸部正侧位片

贫血： 纠正贫血，注意心功能的监测；
感染性疾病： 细菌感染，抗生素治疗；病毒感染，明确病因，抗病毒治疗；
遗传代谢病： 明确病因，肝功能检查；
肿瘤： 切除肿瘤治疗；
消化系统： 排除胃肠道急性，坏死性小肠结肠炎症；
泌尿系统： 排除尿性腹水，肾病综合征，肾积水

乳糜胸 / 乳糜腹：
- 诊断：胸腔积液、腹水检查；
- 开奶后：甘油三酯 >1.1mmol/l；乳糜试验阳性；胸腔积液细胞数 >1 000；单核比例 >80%；
- 未开奶：胸腔积液、腹水单核比例高于 80%；
- 治疗：①胸腹腔穿刺抽液，如果不能维持，胸腹腔引流；②禁食，肠外营养，过渡到富含中链脂肪酸饮食；预防感染；③液体量、电解质平衡：中心静脉压监测下液体复苏，早期需要密切监测液体平衡，补充累计丢失量，补充白蛋白或血浆等胶体；补充免疫球蛋白；④如每天胸腔积液、腹水量大于 20ml/kg，开始奥曲肽治疗 1~10μg/(kg·h)，从小剂量开始；⑤如果 4 周仍未好转，外科会诊治疗

第二节 | 失血性贫血

14-2　新生儿失血性贫血的病因

出生前失血：
• 胎盘出血：胎盘剥脱、前置胎盘、羊膜穿刺损伤；
• 脐带异常：脐带血管瘤；
• 胎盘异常：帆状胎盘；
• 胎儿胎盘输血：脐带缠绕、剖宫产；
• 双胎输血：发生于 13%~33% 的双胎妊娠；
• 胎儿母体输血
出生时失血：
• 胎儿母体失血：见于 30%~50% 妊娠；
• 产伤：颅内出血、头颅血肿、肝脾破裂等
新生儿失血：
• 先天性凝血因子缺陷：血友病 A 及 B；
• 消耗性凝血因子缺陷：DIC；
• 维生素 K 缺乏：新生儿出血病、严重肝病；
• 血小板减少：先天性、自身免疫性、同族免疫性；
• 医源性失血：采血过多所致

急性失血与慢性失血的鉴别

	急性失血	慢性失血
临床表现	呻吟、苍白、呼吸浅促、不规则、心动过速、脉弱、血压下降、无肝脾大	无呼吸窘迫、肝脾大、偶有充血性心力衰竭
静脉压	低	正常或增加
实验室检查		
血红蛋白浓度	出生时正常，24h 迅速下降	出生时即低
红细胞形态	正细胞正色素	小细胞低色素，红细胞大小不一、异形红细胞
网织红细胞	出生时正常，2~3 天后上升	代偿性增高
血清铁	出生时正常	出生时即低
治疗	先扩容，可能需要输血，以后补铁	铁剂治疗，偶尔输血
转归	未及时治疗者死亡率高	严重者胎儿水肿、死胎、死产

新生儿输血阈值

新生儿状态	指征	治疗
ECMO，发绀型心脏病，PPHN	Hb<12g/dl 或 Hct<36%	
呼吸机或 CPAP	Hb<10g/dl 或 Hct<30%	15~20ml/kg
氧气支持	Hb<8g/dl 或 Hct<24%	输注 2~4h（监测心功能）
空气下平稳	Hb<7g/dl 或 Hct<21%	

新生儿输血注意事项

输血种类	新鲜全血 / 少浆血（照射、无 CMV）
输血量	• 所需全血量（ml）= 体重（kg）×［预期达到的 Hb 浓度（g/l）– 实际 Hb 浓度（g/l）］×0.6（少浆血为全血 1/2 量） • 15~20ml/kg
输血速度	根据出血程度，一般是 2~4h，如急性失血可加快速度，但需要注意患儿心功能
呋塞米	不常规使用； 患儿合并慢性肺病、有血流动力学意义的 PDA，心力衰竭，液体量多时，可以用

第三节 ｜ 溶血性贫血

14-3 新生儿溶血性贫血的病因及诊治

新生儿溶血性贫血的病因
免疫性溶血性贫血： • 同族免疫性溶血（母婴血型不合性溶血性贫血）； • 母亲自身免疫性疾病（系统性红斑狼疮等）
遗传性红细胞缺陷： • 红细胞酶缺陷（G-6-PD 缺陷等）； • 血红蛋白合成或结构异常（血红蛋白病等）； • 红细胞膜结构缺陷（遗传性球形红细胞增多症等）
非免疫性获得性溶血性贫血： • 感染（巨细胞病毒、梅毒、败血症等）； • 血管病性溶血（海绵状血管瘤、DIC）； • 中毒（药物、化学品、如抗疟药、磺胺类、苯胺、萘等）； • 营养性贫血（维生素 E 缺乏）； • 代谢性疾病（半乳糖血症、骨石化病等）

续表

临床表现和诊断治疗

临床表现：
- 死胎；
- 胎儿水肿；
- 贫血、黄疸、肝脾大

诊断：
- **病史：** 家族遗传性贫血病史，母亲自身免疫性疾病病史，胎儿宫内感染病史，母亲血型和红细胞抗体；
- **实验室检查：** 胎儿贫血时超声发现胎儿水肿，大脑中动脉多普勒血流监测指标异常，母亲血型、血常规、红细胞抗体水平、Coombs 试验；
- **红细胞破坏证据：** 间接胆红素快速增加，乳酸脱氢酶升高，血红蛋白尿，尿胆原增高，Coombs 阳性；
- **新生儿贫血证据：** 新生儿血红蛋白和血细胞比容低于相对日龄 2 个标准差；
- **红细胞生成代偿性增加：** 网织红细胞反应性增加，外周血出现幼稚红细胞，MCV 增加，血红蛋白水平下降，红细胞分布宽度（RDW）增加

治疗：
- **病因治疗：** 宫内输血、遗传咨询、避免围产期窒息及产伤、预防孕母及新生儿感染的措施、骨髓移植、基因治疗；
- **对症治疗：** 胎儿贫血期必要时胎儿输血；
- **急性溶血期：** 纠正贫血，防止心力衰竭；
- **急性溶血期后：** 贫血持续存在，叶酸、维生素 E、促红细胞生成素治疗；
- **高胆红素血症：** 降低血清未结合胆红素浓度至危险阈值以下

新生儿贫血的诊断步骤

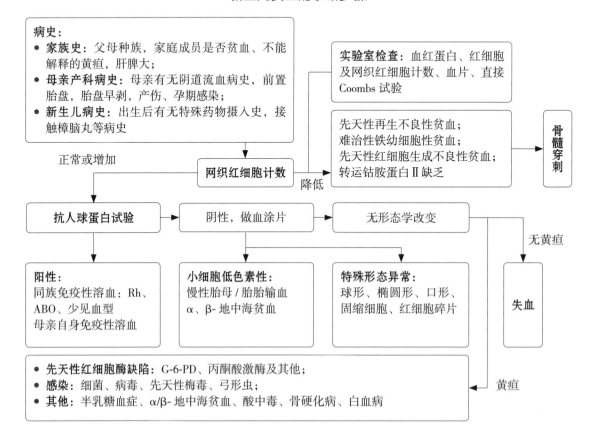

新生儿溶血病的诊治及管理

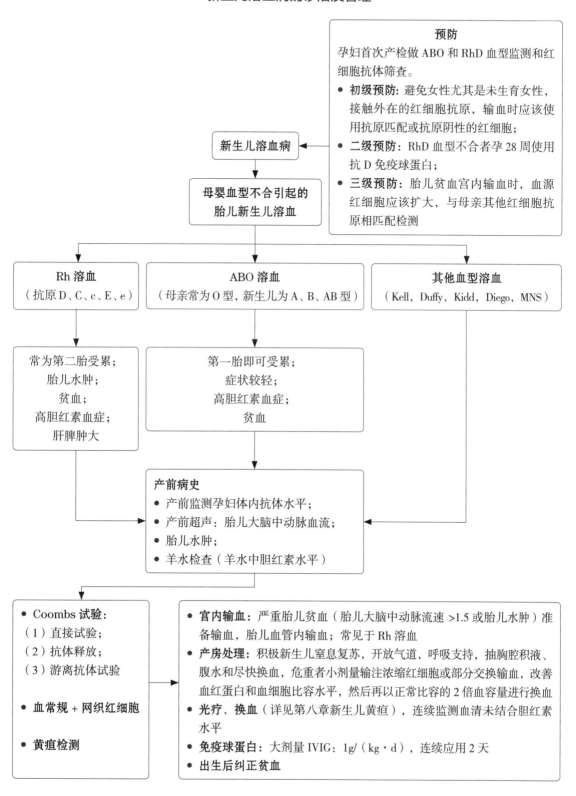

| 第四节 | 早产儿贫血

新生儿生后第一年血红蛋白水平变化（g/100ml）

周龄	足月儿	早产儿（1.2~2.5kg）	早产儿（<1.2kg）
0 周	17.0（14.0~20.0）	16.4（13.5~19.0）	16.0（13.0~18.0）
1 周	18.8	16.0	14.8
3 周	15.9	13.5	13.4
6 周	12.7	10.7	9.7
10 周	11.4	9.8	8.5
20 周	12	10.4	9
50 周	12	11.5	11
平均最低值（范围）	10.3（9.5~11.0）	9.0（8.0~10.0）	7.1（6.5~9.0）
最低值出现时间	6~12 周	5~10 周	4~8 周

早产儿输血阈值

年龄（出生后）	机械通气	无呼吸支持
第一周（1~7 天）	≤115g/L（毛细血管） ≤104g/L（静脉）	≤100g/L（毛细血管） ≤90g/L（静脉）
第二周（8~14 天）	≤100g/L（毛细血管） ≤90g/L（静脉）	≤85g/L（毛细血管） ≤77g/L（静脉）
3 周以上（>15 天）	≤85g/L（毛细血管） ≤77g/L（静脉）	≤75g/L（毛细血管） ≤68g/L（静脉）

早产儿的补铁建议

体重	铁元素量	硫酸亚铁量
1 500~2 500g	2mg/（kg·d）	6mg/（kg·d）
1 000~1 500g	3mg/（kg·d）	9mg/（kg·d）
<1 000g	4~6mg/（kg·d）	12~18mg/（kg·d）

早产儿补铁时间最早为生后 2 周，不能迟于生后 2 个月，持续补充 12~15 个月。

引自：Whyte R, Kirpalani H. Low versus high haemoglobin concentration threshold for blood transfusion for preventing morbidity and mortality in very low birth weight infants. Cochrane Database Syst Rev,2011,11:CD000512.

14-4　早产儿贫血的防治

红细胞输血的目的： 监护室住院期间获得适当氧合和 NICU 出院后改善贫血
早产儿输血的危害： 病毒感染，移植物抗宿主反应，电解质酸碱平衡紊乱，免疫抑制等
预防： 采用非侵入性监测技术、微量采血；采用特殊分袋，每次给婴儿输注同一献血员的血
EPO 治疗： 对于 <1 300g 的 VLBW 儿是有力治疗手段，但尚未加入标准治疗（每周 750~1 500IU/kg）
早产儿输血后 NEC 需要引起重视，可以在输血前后禁食

第五节 血小板减少症

14-5　新生儿血小板减少症的范围和临床特征

范围：
- **血小板计数** $<150 \times 10^9/L$：
  - 轻度 $100 \times 10^9 \sim 150 \times 10^9/L$；
  - 中度 $50 \times 10^9 \sim 100 \times 10^9/L$；
  - 重度 $<50 \times 10^9/L$
- **临床特征：** 皮肤广泛性瘀点、瘀斑或胃肠道出血和颅内出血（严重者），血小板减少，毛细血管脆性试验阳性，出血时间延长和血管收缩时间延长且不完全，而凝血时间正常
  - **需要排除测量误差**

早发型新生儿血小板减少的诊断与鉴别诊断

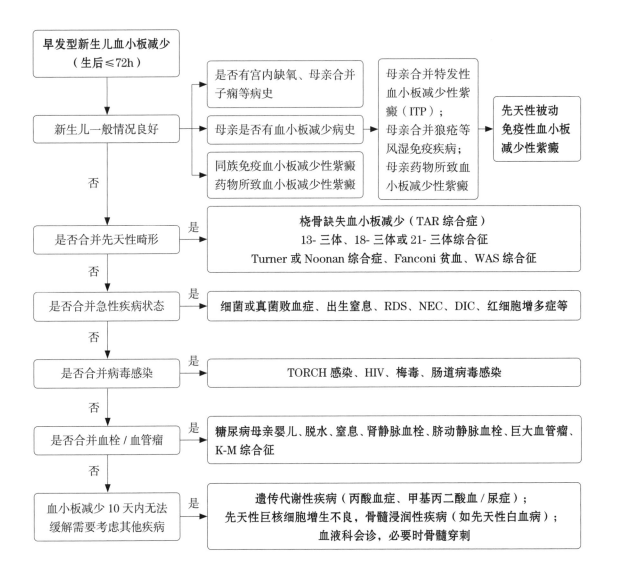

晚发型新生儿血小板减少鉴别诊断（出生时间大于 72h）

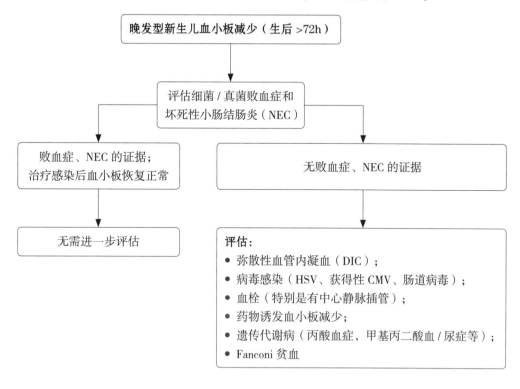

新生儿同族免疫性血小板减少症与先天性被动免疫性血小板减少症的诊断与鉴别诊断

	同族免疫性血小板减少症	先天性被动免疫性血小板减少症	
		母亲特发性血小板减少性紫癜相关性	母亲系统性红斑狼疮（SLE）相关性
共同特点	新生儿除血小板减少外，无肝脾大，无溶血性贫血，无胎儿生长受限或其他全身性疾病等异常情况		
病因	母亲和新生儿血小板抗原性不合（HPA-1a 常见）	母体因自身免疫性疾病产生自身抗体，抗体既破坏母亲的血小板，又破坏胎儿血小板	
临床特征	新生儿血小板减少及出血；母亲血小板正常，无出血倾向	新生儿和母亲均有血小板减少	
出血部位严重程度	• 出生后数分钟至数小时内迅速出现广泛瘀点、瘀斑； • 10%~30% 为严重病例，伴有消化道、颅内、泌尿道、脐带残端、针刺部位出血； • 颅内出血一旦发生，预后不良	• 30%~50% 出生后即出现血小板减少，15% 为重症； • 轻症病例常表现为皮肤黏膜瘀点、瘀斑，或伴有鼻出血、胃肠道出血、尿血，甚至颅内出血	大多仅有血小板减少，少有出血等临床症状，可出现皮疹历经数月才消失

续表

	同族免疫性血小板减少症	先天性被动免疫性血小板减少症	
		母亲特发性血小板减少性紫癜相关性	母亲系统性红斑狼疮（SLE）相关性
病程	常常在 2 周内，严重者可至 2 个月	平均 1 个月，可迁延 4~6 个月	4~8 周，皮疹历经数月
诊断	• 先天性血小板减少； • 生后不久出现皮肤出血、紫癜现象； • 母亲血小板计数正常，且无出血倾向，无特发性血小板减少性紫癜； • 新生儿无其他可导致血小板减少疾病：感染、低氧血症、用药病史； • Coombs 试验一般阴性； • 新生儿血清可与其父血小板发生免疫反应，但不能与其母血小板起反应； • 父母、患儿血 HPA 和或 HPA IgG 测定可提供诊断依据	• 先天性血小板减少； • 母亲有特发性血小板减少性紫癜病史； • 新生儿无其他特发性导致血小板减少病史； • 新生儿血中有抗血小板抗体	• 先天性血小板减少； • 母亲有系统性红斑狼疮病史； • 新生儿无其他特发性导致血小板减少病史； • 新生儿血液中有抗血小板抗体； • 新生儿血液中除有抗体外，还可以发现狼疮细胞

新生儿血小板减少症的治疗

治疗病因	治疗潜在病因，如败血症予以抗感染，药物原因予以停药
输血小板阈值	1）$<25\times10^9$/L 无活动性出血（包括新生儿同族免疫性血小板减少，无出血性疾病的家族史，无活动性出血的早产儿）； 2）$<50\times10^9$/L 有活动性出血，凝血功能异常，一般性手术前，或者有出血性疾病的家族史； 3）$<100\times10^9$/L 合并严重出血或者将需要重大手术（如神经外科手术）
血小板种类	1）有条件应用去白 γ- 照射血小板； 2）同种免疫血小板减少，输注 HPA 配型的血小板（HPA-1a 阴性最为常见），如果没有，可在等待时先输注普通血小板 + 免疫球蛋白； 3）浓缩血小板输注时间通常为 30min，最长不超过 2h。剂量：10~15ml/kg
免疫球蛋白（IVIG）	400mg/（kg·次），q.d.，3~5 天或者 1g/（kg·次），q.d.，2 天
肾上腺皮质激素	一般不推荐，仅在患儿对常规治疗无反应［强的松 2mg/（kg·次），q.d.，或甲泼尼龙 1mg/（kg·次），b.i.d.，3~5 天］

引自：New HV, Berryman J, Bolton-Maggs PH, et al. Guidelines on transfusion for fetuses, neonates and older children. Br J Haematol, 2016, 175: 784-828.

Curley A, Stanworth SJ, Willoughby K, et al. Randomized trial of platelet-transfusion thresholds in neonates. N Engl J Med, 2019, 380: 242-251.

第六节 | 红细胞增多和高黏滞血症

14-6 新生儿红细胞增多和高黏滞血症的病因及临床症状

红细胞增多和高黏滞血症定义

- **红细胞增多症**：静脉血的血细胞比容（HCT）≥0.65；
- **高黏滞血症**：血黏度 >18cps（切变率为 11.5sec-1）或高于正常值两个标准差；
- 血细胞比容在 60% 以下时黏滞度呈线性关系，血细胞比容大于 70% 时，黏滞度以指数关系递增

红细胞增多和高黏滞血症病因

真性红细胞增多症：	
- 胎盘输血；	- 双胎输血、胎儿母体输血、围产期缺氧；
- 宫内慢性缺氧；	- 过期产儿、小于胎龄儿、妊娠毒血症；
- 母亲患病；	- 子痫前期 / 子痫、糖尿病、应用普萘洛尔、吸烟、心脏病；
- 医源性；	- 延迟结扎脐带、挤捏脐带、过量输血；
- 环境因素；	- 高海拔地区（环境缺氧）；
- 染色体异常；	- 11 三体综合征、13 三体综合征、18 三体综合征；
- 代谢异常	- 先天性肾上腺皮质增生症；新生儿甲状腺功能亢进、甲状腺功能减退；
脱水	- 体重下降、尿量减少。体重下降超过 8%~10%，应怀疑脱水，通常发生在生后 2~3 天

红细胞增多和高黏滞血症症状

神经系统	- 淡漠、嗜睡、激惹、震颤、惊厥、对光反射差、肌张力降低
呼吸系统	- 呼吸窘迫、呼吸暂停、气急、发绀
循环系统	- 充血性心力衰竭、持续性肺动脉高压
消化系统	- 胃纳差、腹泻、呕吐、血便、腹胀、肝大、黄疸、坏死性小肠结肠炎
泌尿系统	- 少尿、血尿、蛋白尿、肾静脉血栓、急性肾衰竭
代谢方面	- 低血糖症、低钙血症
血液系统	- 血小板减少、弥散性血管内凝血、肺出血
皮肤、四肢	- 发红，活动后更为明显，呈多血质貌，指 / 趾端坏疽

14-7　红细胞增多和高黏滞血症治疗

（一）对症治疗
- 及时纠正低血糖；
- 呼吸窘迫者应吸氧、呼吸支持治疗；
- 胃纳欠佳及拒食者补液和鼻饲喂养；
- 高胆红素血症：光疗或必要时换血

（二）纠正脱水所致血液浓缩
- 6~8h 纠正脱水
- 130~150ml/（kg·d）
- 每 6h 重新测定 HCT

（三）部分换血治疗	
适应证	
无症状	**有症状**
- 静脉 Hct 在 0.65~0.70：观察，增加液体量 20~40ml/（kg·d）； - 静脉 Hct 在 0.70~0.75，无症状：是否换血仍有争论； - 静脉 Hct>0.75：即使无症状，也应该部分换血	- 静脉 Hct 在 0.65 以上，有症状，给予部分换血； - 静脉 Hct 在 0.60~0.65，有症状，是否处理仍有争论
换血方法：可选用脐血管或周围血管； **换血种类：**优先使用生理盐水或 5% 白蛋白； **换血量：** $$换血量 = \frac{血容量 \times（实际Hct - 预期Hct）\times 体重（kg）}{实际Hct}$$ 足月儿血容量 80~90ml/kg，极低体重儿 100ml/kg，预期 Hct 为 0.55~0.60	
注意事项：避免低容量、低体温、准备复苏设备、注意无菌、换血后禁食 2~4h；监测血糖、输注葡萄糖防止低血糖发生；注意有无腹胀、血便、腹泻等症状，防止 NEC 发生	

（殷　荣）

第十五章

泌尿系统疾病

| 第一节 | 先天性肾积水

15-1　先天性肾积水的诊断及治疗

先天性肾积水

胎儿肾积水：
- 产前发现最常见的泌尿系统畸形，胎儿检出率约为0.5%~1%；
- 多见于男性，左侧比右侧多见

↓

产前诊断标准：
- 国际：≤33周，肾盂直径≥4mm；>33周，肾盂直径≥7mm诊断胎儿肾积水；
- 国内：《产前超声诊断学》（第2版）多采用<20周，肾盂直径≥4mm；孕20~30周，肾盂直径≥7mm；>30周，肾盂直径≥10mm

↓

产前检查：
- 超声是最常用的方法，美国胎儿泌尿外科协会建议超声检查提供肾脏长度、肾盂扩张度（前后径）、肾实质厚度和有无输尿管扩张；
- 合并其他异常建议染色体及基因芯片检查；
- 对于超声检查和诊断困难病例，建议胎儿行磁共振检查

孕期管理
- 关注胎儿整体情况、胎龄、是单侧还是双侧肾积水，以及羊水量；
- 单侧肾积水通常不需要任何胎儿期治疗；
- 羊水过少致胎儿肺发育不良、威胁生命的原发性泌尿系梗阻需宫内干预，主要包括后尿道瓣膜，尿道闭锁和梅干腹综合征

↑

产前评估：
- 尿路梗阻严重程度与发生泌尿系统异常呈正相关：胎儿期肾盂直径>2cm，94%泌尿道异常，需手术或长期随访；肾盂直径1.0~1.5cm，50%异常；肾盂扩张<1cm，仅3%异常；
- 胎儿肾积水有一定消退率：60%暂时性或生理性；
- **单侧肾积水出生后治疗预后良好。**
孕早期下尿路梗阻、双侧严重肾积水、羊水过少引起胎儿肺发育不良，则预后差

分娩时机与方式：
- 单侧肾积水，足月分娩；
- 双侧中重度肾积水根据羊水量、肾盂扩张程度、肾皮质厚度等综合考虑，无特殊情况仍建议足月分娩；
- 肾积水不是剖宫产指征

↑

出生后检查与评估，指导管理：
- 首选序贯肾脏超声检查：产前单侧肾积水，出生24~48h内新生儿有暂时性少尿，扩张或者梗阻的集合系统可能表现为正常，呈现假阴性，建议生后72h后再做超声检查；
- 排泄性膀胱尿道造影（VCUG）：了解有无膀胱输尿管反流或后尿道瓣膜，非感染期可行检查；
- 同位素利尿肾图：国内最常用同位素利尿肾图，用于评估分肾功能和肾排空效率，了解上尿路是否有梗阻，一般建议生后3~4周检查

治疗原则：
- 单侧肾积水无并发症，不推荐急诊或新生儿期手术；
- 存在尿路感染风险，如膀胱输尿管反流、异位输尿管伴积水、后尿道瓣膜等，需预防性应用抗生素；
- 后尿道瓣膜，诊断明确宜尽早手术，膀胱镜或尿道镜下瓣膜切除术；
- 严重肾积水伴肾皮质菲薄或伴感染、严重梗阻引起尿性腹水或尿外渗，宜先引流，后期根治术

↑

鉴别诊断：
（1）解剖性（机械性）梗阻
- 膀胱颈部以下的梗阻：后尿道瓣膜、尿道闭锁和泌尿生殖系统或泄殖腔畸形阴道扩张压迫膀胱颈部；
- 膀胱颈部以上的梗阻：输尿管囊肿/脱垂、异位输尿管开口、肾盂输尿管连接处梗阻、重复肾重复输尿管，其中以肾盂输尿管连接处梗阻最常见
（2）功能性梗阻：包括巨输尿管、膀胱输尿管反流、神经源性膀胱（常可合并脊髓栓系、脊膜膨出等）、腹肌发育缺陷综合征等

第二节 │ 泌尿系统感染

15-2　泌尿系统感染的病因及治疗

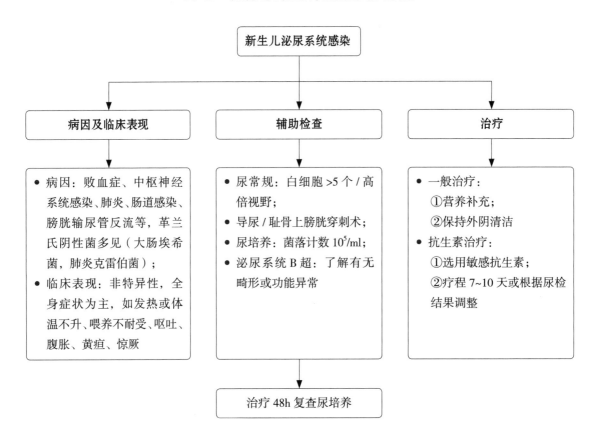

第三节 | 急性肾功能衰竭

15-3　新生儿急性肾功能衰竭的诊断及治疗

新生儿急性肾功能衰竭	诊断		• **I 期**：血清肌酐≥0.3mg/dl 或为基础值的 150%~199%，尿量 0.5~1ml/（kg·h）； • **II 期**：血清肌酐为基础值的 200%~299%，尿量 0.1~0.5ml/（kg·h）； • **III 期**：血清肌酐为基础值的 300% 或需要透析，尿量≤0.1ml/（kg·h）
	病因		• **肾前性**：低血容量，有效循环不足，致肾血管阻力增加的药物； • **肾性**：肾小管坏死，感染，肾血管病变，肾毒性物质，肾发育不良； • **肾后性**：尿路梗阻
	评估		• 血气分析、血电解质、血钙、磷、镁、肝肾功能、血浆蛋白； • 尿微量蛋白、尿中性粒细胞明胶酯酶、尿培养、尿常规、24h 尿蛋白 / 肌酐； • 泌尿系统影像学检查、排泄性尿路造影、肾脏同位素检查； • 记录 24h 出入量、监测血压
	治疗	早期	• 去除病因，对症治疗； • 补充容量：生理盐水、血浆、白蛋白； • 改善肾小球滤过率：呋塞米、多巴胺
		少尿或无尿期	• 限液：目标为体重不增或减少 0.5%~1%； • 纠正电解质紊乱：高钾、低钠、低钙血症； • 纠正代谢性酸中毒； • 充分营养：最少热量 40kcal/（kg·d），低磷、低钾配方奶； • 腹膜透析（PD）：心力衰竭、肺水肿、严重高钾血症、持续加重氮质血症、需增加液量提高营养； • 持续性血液滤过：心肺功能不稳定、液体负责过多、严重电解质紊乱、酸碱平衡紊乱、无法行腹膜透析
		多尿期	• 前 3~4 天按少尿期限液原则处理，按尿量的 2/3 计算入液量； • 监测电解质

（沈 淳　胡黎园）

第十六章

内分泌及代谢疾病

┃ 第一节 ┃ 钙 / 磷代谢紊乱

16-1 新生儿低钙血症的病因和治疗

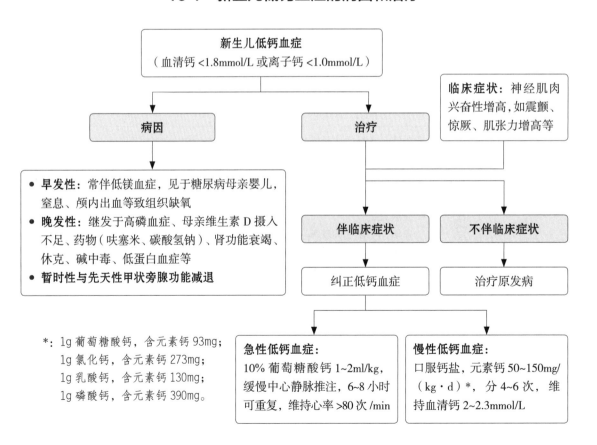

16-2 新生儿高钙血症的病因和治疗

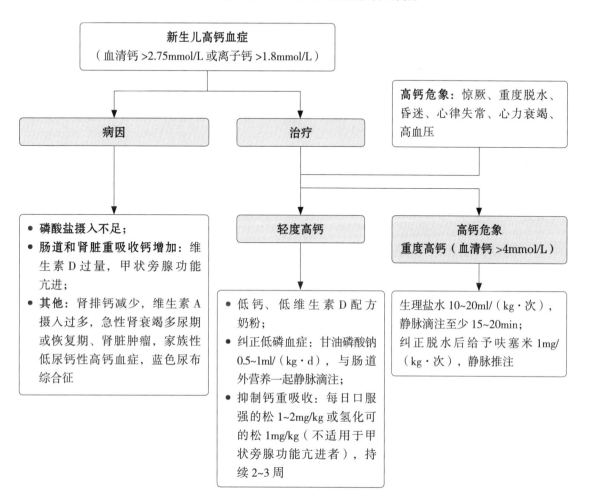

新生儿高钙血症
（血清钙 >2.75mmol/L 或离子钙 >1.8mmol/L）

病因

治疗

高钙危象：惊厥、重度脱水、昏迷、心律失常、心力衰竭、高血压

- 磷酸盐摄入不足；
- **肠道和肾脏重吸收钙增加**：维生素 D 过量，甲状旁腺功能亢进；
- **其他**：肾排钙减少，维生素 A 摄入过多，急性肾衰竭多尿期或恢复期、肾脏肿瘤，家族性低尿钙性高钙血症，蓝色尿布综合征

轻度高钙

高钙危象
重度高钙（血清钙 >4mmol/L）

- 低钙、低维生素 D 配方奶粉；
- 纠正低磷血症：甘油磷酸钠 0.5~1ml/（kg·d），与肠道外营养一起静脉滴注；
- 抑制钙重吸收：每日口服强的松 1~2mg/kg 或氢化可的松 1mg/kg（不适用于甲状旁腺功能亢进者），持续 2~3 周

生理盐水 10~20ml/（kg·次），静脉滴注至少 15~20min；纠正脱水后给予呋塞米 1mg/（kg·次），静脉推注

16-3   新生儿低磷血症的病因和治疗

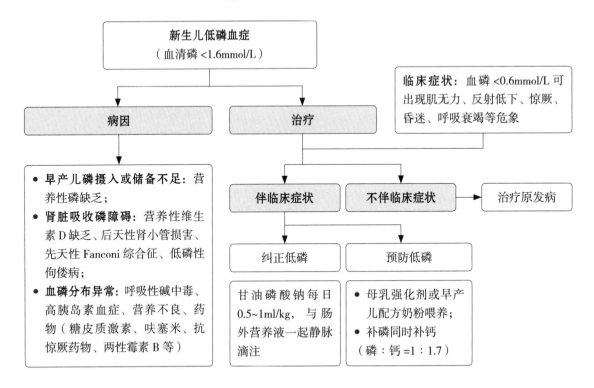

16-4   高磷血症的病因和治疗

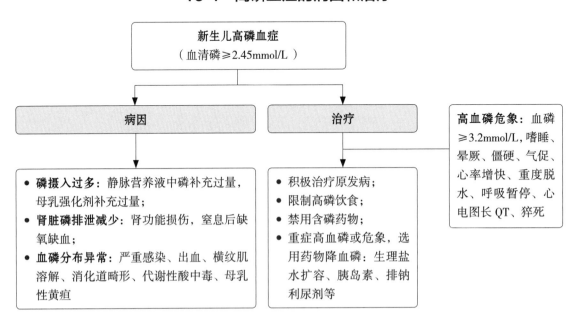

第二节 糖代谢紊乱

16-5 新生儿低血糖的病因和治疗

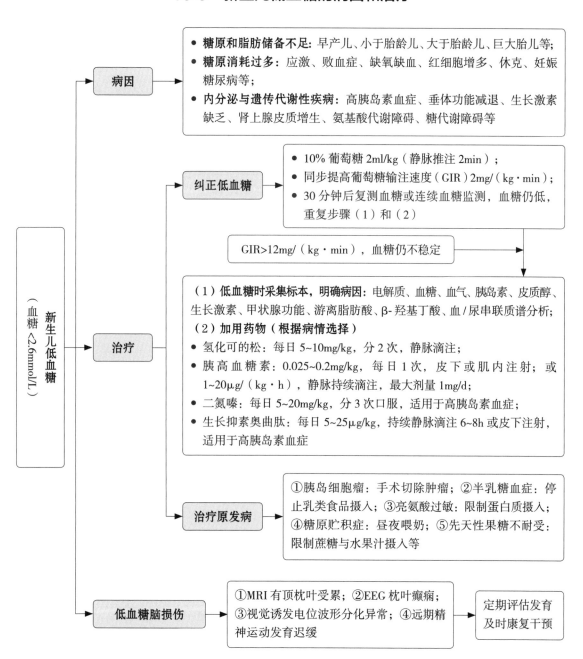

新生儿低血糖（血糖＜2.6mmol/L）

病因
- **糖原和脂肪储备不足**：早产儿、小于胎龄儿、大于胎龄儿、巨大胎儿等；
- **糖原消耗过多**：应激、败血症、缺氧缺血、红细胞增多、休克、妊娠糖尿病等；
- **内分泌与遗传代谢性疾病**：高胰岛素血症、垂体功能减退、生长激素缺乏、肾上腺皮质增生、氨基酸代谢障碍、糖代谢障碍等

治疗

纠正低血糖
- 10% 葡萄糖 2ml/kg（静脉推注 2min）；
- 同步提高葡萄糖输注速度（GIR）2mg/（kg·min）；
- 30 分钟后复测血糖或连续血糖监测，血糖仍低，重复步骤（1）和（2）

GIR＞12mg/（kg·min），血糖仍不稳定

（1）**低血糖时采集标本，明确病因**：电解质、血糖、血气、胰岛素、皮质醇、生长激素、甲状腺功能、游离脂肪酸、β-羟基丁酸、血/尿串联质谱分析；
（2）**加用药物（根据病情选择）**
- 氢化可的松：每日 5~10mg/kg，分 2 次，静脉滴注；
- 胰高血糖素：0.025~0.2mg/kg，每日 1 次，皮下或肌内注射；或 1~20μg/（kg·h），静脉持续滴注，最大剂量 1mg/d；
- 二氮嗪：每日 5~20mg/kg，分 3 次口服，适用于高胰岛素血症；
- 生长抑素奥曲肽：每日 5~25μg/kg，持续静脉滴注 6~8h 或皮下注射，适用于高胰岛素血症

治疗原发病
①胰岛细胞瘤：手术切除肿瘤；②半乳糖血症：停止乳类食品摄入；③亮氨酸过敏：限制蛋白质摄入；④糖原贮积症：昼夜喂奶；⑤先天性果糖不耐受：限制蔗糖与水果汁摄入等

低血糖脑损伤
①MRI 有顶枕叶受累；②EEG 枕叶癫痫；③视觉诱发电位波形分化异常；④远期精神运动发育迟缓 → 定期评估发育及时康复干预

16-6　新生儿高血糖的病因和治疗

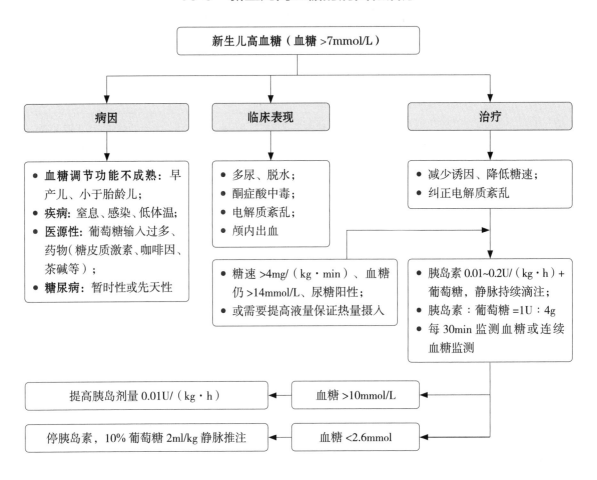

第三节 │ 甲状腺功能减退

16-7 新生儿甲状腺功能减退的诊断和治疗

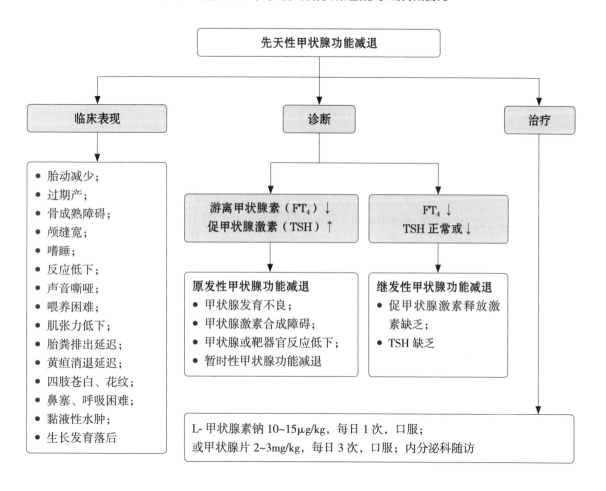

第四节 先天性肾上腺皮质增生症

16-8 先天性肾上腺皮质增生症的管理

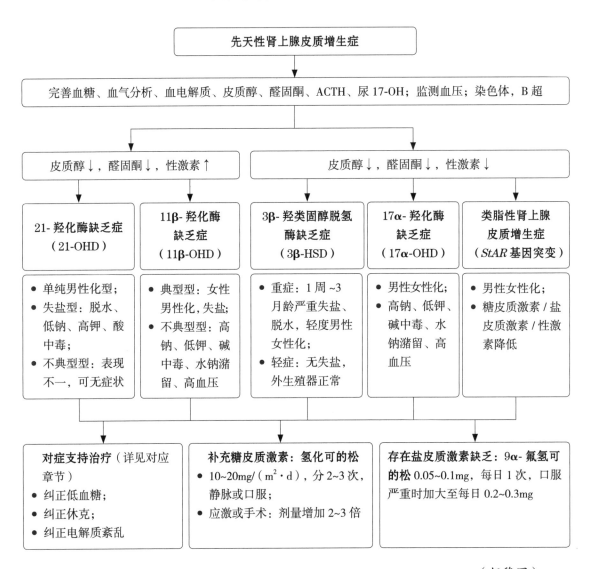

（胡黎园）

第十七章

免疫系统疾病

17-1 新生儿期几种常见的原发性免疫缺陷病

（一）重症联合免疫缺陷病（SCID）

定义	严重 T 细胞和 / 或 B 细胞功能缺陷引起的原发性免疫缺陷病
致病基因	*IL2RG*、*JAK3*、*IL7RA*、*CD3D/CD3E/CD3Z*、*RAG1/RAG2*、*DCLRE1C*、*PRKDC*、*LIG4*、*ADA*
遗传模式	XR，AR
诊断标准	T 细胞显著减少（CD3$^+$T<300/µl）或缺乏；伴对植物血凝素（PHA）刺激的增殖反应显著降低（<10%）或缺乏；或伴有母体淋巴细胞移植
常见临床症状	反复、严重、多种病原微生物（甚至条件致病菌）的感染
实验室检查	血常规、淋巴细胞亚群、免疫球蛋白、基因检测

（二）新生儿期发病的自身炎症性疾病（AID）

疾病	病因	遗传模式	临床症状	治疗
NOMID（新生儿起病的多系统炎症性疾病）	*NLRP3* 基因功能获得性（GOF）突变	AD	新生儿起病，皮疹，慢性无菌性脑膜炎，关节病，发热	IL-1R 拮抗剂或造血干细胞移植
DIRA（IL-1R 拮抗剂缺陷）	*IL1RN* 基因突变	AR	新生儿起病，多发性无菌性多灶性骨髓炎，骨膜炎，脓疱病	IL-1R 拮抗剂

（三）慢性肉芽肿病（CGD）

定义	由于基因缺陷导致中性粒细胞氧化功能障碍的原发性免疫缺陷病
致病基因	*CYBB*、*CYBA*、*CYBC1*、*NCF1*、*NCF2*、*NCF4*
遗传模式	XR，AR
诊断标准	中性粒细胞氧化功能显著降低，排除其他影响因素
常见临床症状	细菌、真菌易感，尤其是分枝杆菌易感，接种卡介苗可引起卡介苗病
实验室检查	DHR 分析、基因检测

17-2　免疫功能评估常用的实验室方法

初步筛查性实验	• 血常规及涂片做细胞分类计数； • 血清免疫球蛋白水平检测：IgG、IgA、IgM 和 IgE；	
深度评估实验	免疫细胞表型	• T 细胞：CD3，CD4，CD8，TCRαβ，TCRγδ； • B 细胞：CD19，CD20，Ig（μ，δ，γ，α，κ，λ），Ig- 相关分子（α，β）； • NK 细胞：CD16/56； • 单核细胞：CD15； • 激活标记：HLA-DR，CD25，CD80
	T 细胞功能测定	• 皮肤迟发型超敏反应：PPD 实验； • 对丝裂原的增殖反应和对同种异型细胞的增殖反应； • 细胞因子的生成
	B 细胞功能测定	• 天然的或常有的获得性抗体； • 对蛋白质和糖类抗原的抗体应答； • IgG 亚类测定
	补体	• 补体活性：CH50； • C3、C4
	中性粒细胞功能	• 吞噬功能：二氢罗丹明（DHR）分析； • 趋化功能：趋化试验； • 杀菌活性测定

17-3 新生儿期常用的免疫功能评估方法及流程

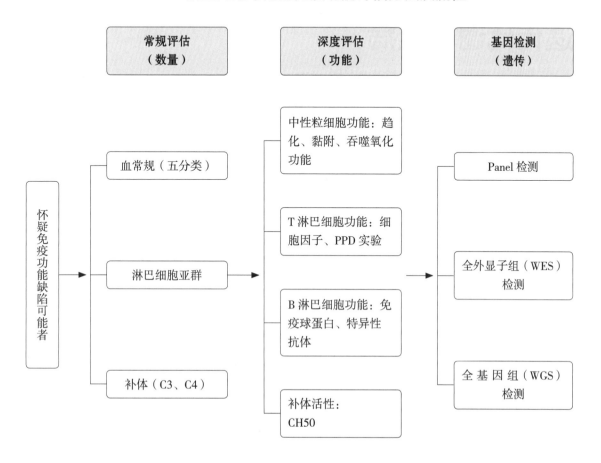

（孙金峤）

第十八章

遗传代谢性疾病

| 第一节 | 遗传性疾病

18-1 遗传性疾病的分类及主要检测方法

疾病分类	检测方法		举例
染色体疾病	选择性检测	荧光原位杂交（FISH）	费城染色体易位
		多重连接依赖式探针扩增法（MLPA）	22q11 区域 MLPA 检测
	非选择性检测	核型分析	21- 三体综合征
		拷贝数变异芯片	Williams-Beuren 综合征
单基因疾病	单个基因	一代测序（Sanger）	FBN1（马方综合征）
	目的基因包	panel	遗传代谢 panel 检测
	全外显子组	全外显子组测序（WES）	-
	全基因组	全基因组测序（WGS）	-
线粒体疾病	线粒体基因组检测		-
基因组印记相关疾病	甲基化特异性多重连接依赖式探针扩增法（MS-MLPA）		Prader Willi 综合征 MS-MLPA 检测
多基因疾病	-		-

18-2　新生儿各系统相关的遗传性疾病

系统分类	常见遗传相关疾病	常见致病基因 / 染色体区域
神经	新生儿惊厥，癫痫性脑病，肌张力低下，脑发育不良，颅缝早闭	*KCNQ2*，*ACTA1*，*SMN1*，*FGFR2*
呼吸	低通气综合征，肺泡表面活性物质代谢障碍	*PHOX2B*，*SFTPC*
消化	喂养困难，反复腹泻相关疾病，先天性巨结肠，肛门畸形，幽门闭锁	*IL10RA*，15q11~13 缺失或单亲二倍体
循环	先天性心脏病，新生儿心律失常，心肌病	*GATA4*，*SCN5A*，7q11.23 微缺失
内分泌	甲状腺功能异常，严重电解质紊乱	*TG*，*DUOX2*，*AVPR2*，22q11 微缺失
代谢	高氨血症，顽固代谢性酸中毒，低血糖，高血糖	*MMUT*，*SLC25A20*，*ABCC8*，*PEX1*
血液免疫	慢性肉芽肿，严重反复感染，凝血功能障碍，噬血细胞综合征	*CYBB*，*ELANE*，*WAS*，*F8*，*STXBP2*
骨骼	轻微外伤下骨折，指 / 趾异常	*COL1A1*，*COL1A2*，*CREBBP*，*FBN1*
泌尿生殖	先天性肾病综合征，生殖系统异常	*NPHS1*，*SRY*
皮肤	大疱表皮松解症，白化病，鱼鳞病，色素失调症	*COL7A1*，*OCA2*
胆红素代谢	高胆红素血症，胆汁淤积	*G6PD*，*UGT1A1*，*JAG1*
	特殊面容	*CHD7*，*NIPBL*
	多发畸形	*KMT2D*，*PTPN11*

18-3　新生儿常见的染色体微缺失 / 重复疾病

18-3-1　普拉德 - 威利综合征

名称		普拉德 - 威利（Prader Willi）综合征（PWS，OMIM 176270）
		肌张力低下 - 智能障碍 - 性腺发育滞后 - 肥胖综合征
病因		父源染色体 15q11.2-q13 片段缺失
		母源同源二倍体（maternal uni-parental disomy，UPD）
		印记中心微缺失及突变
主要临床表现	胎儿期	胎动减少
	新生儿期	肌张力低下、喂养困难
	婴幼儿期	营养不良、发育迟缓、身材矮小、行为异常
	儿童期	肥胖、下丘脑性发育不良及特征性外貌
遗传学检测		甲基化特异性聚合酶链反应（MS-PCR）
		甲基化特异性多重连接探针扩增（MS-MLPA）
治疗		多学科参与的综合管理模式，针对不同的内分泌代谢紊乱及相关问题进行有效干预

18-3-2　Williams-Beuren 综合征

名称		Williams-Beuren 综合征（Williams-Beuren syndrome）
		WBS，OMIM：194050
病因		7q11.23 号染色体上的 1.5~1.8Mb 的基因杂合微缺失
临床表现	心血管	主动脉瓣上狭窄
	内分泌	甲状腺功能减退、高血钙
	胃肠道	食管裂孔疝，消化性溃疡
	眼耳鼻喉	泪道阻塞、远视、斜视
	发育	精神发育迟缓
辅助检查		生化与内分泌检查（全血细胞计数、血钙、甲状腺激素等）
		超声心动图，心电图，智商评估
遗传学检测		针对 7q11.23 区域的 FISH、MLPA 检测
		拷贝数变异芯片检测
治疗		对症治疗；早期制订干预计划和特殊教育计划来解决发育障碍问题

18-3-3　DiGeorge 综合征

名称	DiGeorge 综合征（DiGeorge syndrome，OMIM：188400）
	22q11.2 缺失综合征
病因	22 号染色体 11.2 区域包含约 30~40 个基因的片段连续性缺失所致
临床表现	临床症状被概括为 CATCH22：心脏畸形（cardiac abnormality，C），异常面容（abnormal facies，A），胸腺发育不良（thymic hypoplasia，T），腭裂（cleft palate，C），低钙血症（hypocalcemia，H），"22" 表示 22 号染色体
辅助检查	血清钙离子浓度和甲状旁腺激素检测
	全细胞计数和 T/B 细胞亚群计数，免疫学评估如流式细胞分析和 T 细胞功能检测
	X 射线评估颈、胸椎，超声心动图，肾脏超声，眼科检查，听觉评估
遗传学检测	针对 22q11 区域的 FISH、MLPA 检测
	拷贝数变异芯片检测
治疗	儿童主要包括针对先天性心脏病、消化道畸形的手术治疗，钙剂的补充，预防接种前的免疫功能的评估，以及早期发育的干预，语言治疗等

18-4　新生儿常见的单基因疾病

18-4-1　*KCNQ2* 基因相关新生儿惊厥

名称		*KCNQ2* 基因相关疾病
致病基因		*KCNQ2* 基因（OMIM：602235）
		常染色体显性遗传
临床表现	BFNS1	良性家族性新生儿惊厥（Seizures，benign neonatal 1，BNFS1）
		惊厥生后 2~8 天出现，发作类型不固定，常在新生儿期或生后的 6~12 个月自行缓解
	EIEE7	早发性癫痫性脑病（Early infantile epileptic encephalopathy-7，EIEE7）
		生后 1 周左右出现，反复惊厥发作，主要发作类型为强直发作，大部分患儿有中至重度发育障碍
辅助检查		脑电图可表现为暴发抑制或多灶性异常放电
		BNFS1 患儿神经系统查体及头颅 CT、MRI 通常是正常的；EIEE7 头颅 MRI 可有双侧或非对称性的基底节、丘脑的异常信号，部分患儿还可见额叶小、胼胝体薄、后头部脑白质容量少
遗传学检测		*KCNQ2* 单基因测序，或相关基因 *panel* 测序
		WES
治疗原则		• 控制惊厥发作； • 注重发育评估的多学科随访管理

18-4-2　CHARGE 综合征

名称	CHARGE 综合征（OMIM：214800）	
致病基因	*CHD7* 基因	
	常染色体显性遗传	
临床表现	典型表现概括为 CHARGE：眼缺陷（coloboma，C），心脏畸形（heart anomaly，H），后鼻孔闭锁（choanal atresia，A），发育迟缓（retardation，R），生殖系统发育异常（genital，G）耳畸形（ear anomalies，E）	
辅助检查	肝肾功能检查、心脏超声	
	眼科检查，五官科检查，脑神经功能检查，发育水平评估	
遗传学检测	*CHD7* 单基因测序，或相关基因 panel 测序	
	WES	
治疗原则	• 定期评估肾功能状态； • 针对发育迟缓的患儿需要进行相应的康复训练； • 该综合征患儿还有睡眠困难，注意力缺陷等行为问题，应注意评估和干预	

18-4-3　G-6-PD 缺乏症

名称	G-6-PD 缺乏症（OMIM：300908）
致病基因	*G-6-PD* 基因
	X 连锁不全显性遗传
临床表现	新生儿期的黄疸
	出生后期由于外因诱发的溶血性贫血。急性溶血性贫血主要表现为乏力、背痛、贫血、黄疸
辅助检查	胆红素水平，乳酸脱氢酶，网织红细胞数量
	G-6-PD 酶活性检测
遗传学检测	G-6-PD 单基因测序，或相关基因 *panel* 测序
治疗原则	避免导致红细胞破坏的诱发因素。包括药物（伯氨喹、磺胺类药物等）、食物（蚕豆），疾病状态（感染、糖尿病）

18-4-4　大疱表皮松解症 - 营养不良型

名称	大疱表皮松解症 - 营养不良型（OMIM：131750，226600）	
致病基因	*COL7A1* 基因	
	常染色体显性 / 隐性遗传	
临床表现	广泛分布的水疱、皮肤脆性增加、瘢痕愈合	
	皮肤、指甲发育不良	
	关节受累，黏膜受累	
辅助检查	透射电镜	
遗传学检测	*COL7A1* 单基因测序，或相关基因 *panel* 测序	
治疗原则	● 皮肤护理； ● 造血干细胞移植	

18-4-5　早发型炎症性肠病

名称	早发型炎症性肠病 28 型（OMIM：613148）	
致病基因	*IL10RA* 基因	
	常染色体隐性遗传	
临床表现	腹痛、腹泻、黏液血便	
	肛周病变，以瘘管形成、肛周脓肿最为常见	
	生长发育迟滞和营养不良	
辅助检查	便常规，炎症相关指标评估	
	消化道内镜检查	
遗传学检测	*IL10RA* 单基因测序，或相关基因 *panel* 测序	
治疗原则	● 药物治疗效果欠佳，必要时手术治疗； ● 造血干细胞移植	

18-4-6　努南综合征

名称	努南综合征（Noonan syndrome）I 型（OMIM: 163950）
致病基因	*PTPN11* 基因
	常染色体显性遗传
临床表现	先天性心脏病（肺动脉狭窄最为常见）
	特殊面容、身材矮小、胸廓畸形、精神发育迟缓
辅助检查	超声心动
	血常规、肝肾功能、凝血功能、腹部 B 超、眼科听力评估、发育水平评估
遗传学检测	*PTPN11* 单基因测序，或相关基因 *panel* 测序
治疗原则	• 定期评估心脏功能； • 凝血功能监测，避免使用阿司匹林； • 生长发育监测，必要时生长激素治疗

18-5　遗传学主要检测方法

18-5-1　染色体核型分析

缩写	全称	示例	解释
p	short arm of chromosome		短臂
q	long arm of chromosome		长臂
cen	centromere		着丝粒
pat	paternal origin		父源
mat	maternal origin		母源
+	gain of	47, XX, +21	女性 21 三体
/	mosaicism	46, XX/47, XX, +18	女性正常核型与 18 三体嵌合
t	translocation	46, XX, t（2; 8）（q22; p21）	女性发生在 2q22 和 8p21 的平衡异位

续表

缩写	全称	示例	解释
rob	robertsonian translocation	rob（13；21）（q10；q10）	发生在 13q10 和 21q10 的罗宾逊易位
r	ring chromosome	46，X，r（X）	女性环状 X
del	deletion	46，XX，del（5p）	女性 5 号染色体短臂部分缺失
dup	duplication	46，XX，dup（8p）	女性 8 号染色体短臂部分重复
der	derivative chromosome	der（1）	1 号衍生染色体
dic	dicentric chromosome	dic（X；Y）	双着丝粒
i	isochromosome	46，X，i（X）（q10）	女性 X 长臂等臂染色体
inv	inversion	inv（3）（p25q21）	3 号染色体臂间倒位
ter	terminal or telomere	46，X，del（X）（pter→q21：）	女性 Xq21 到短臂末端缺失

注：染色体核型分析是以体细胞分裂中期染色体为研究对象，根据染色体的长度、着丝点位置、臂比、随体的有无等特征，并借助染色体分带技术对染色体进行分析，比较，排序编号。目前最常用的染色体显带技术是 G 带技术，反映了染色体 DNA 上 A-T 的丰富区，在人类约有 2 000 条 G 带可被鉴别。本表是常用核型分析和染色体变异的标准缩写。

18-5-2 荧光原位杂交

荧光原位杂交（fluorescence in situ hybridization，FISH）是一种应用非放射性荧光物质依靠核酸探针杂交原理在核中或染色体上显示 DNA 序列位置的方法。但是荧光原位杂交技术主要用于有针对性的检测染色体特定位置的微缺失和微重复。

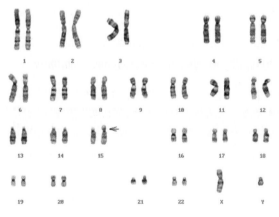

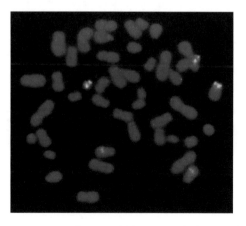

染色体核型：46，XY，der（15；21）（q10；q10），+21　　　　FISH：ish，der（15；21）（q10；q10）（AML1+）

18-5-3   多重连接依赖式探针扩增法

多重连接依赖式探针扩增法（multiplex ligation-dependent probe amplification ，MLPA）属于多重 PCR 技术，是一种检测目的区域 / 基因拷贝数变异的方法。针对每个待检测目的区域 / 基因设计扩增产物长度不同的探针，通过毛细管电泳分析扩增产物，并与对照 DNA 标本进行比较，来确定目的区域 / 基因的拷贝数水平，一次能够检测多个目的区域 / 基因。甲基化特异性 MLPA 是在常规 MLPA 半定量检测基因拷贝数的基础之上，增加了可以特征性识别甲基化敏感的核酸内切酶 Hha Ⅰ 位点的探针，因此可以分析 CpG 岛的甲基化状态，从而判断待测区域的父母来源。

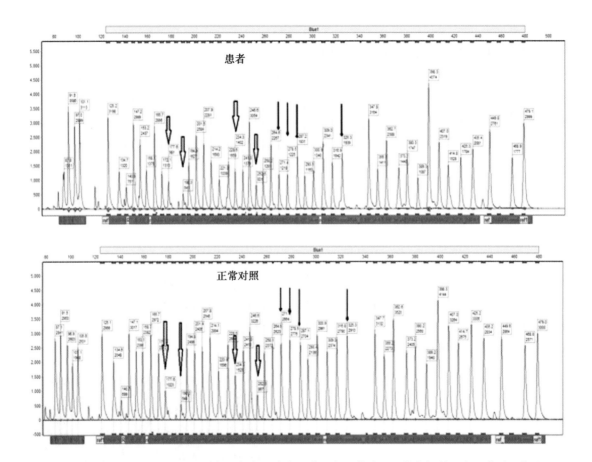

针对 15q11~13，Prader Willi 综合征致病区域；空心箭头：甲基化探针；实心箭头：拷贝数检测探针；该患者拷贝数检测探针峰值低于正常对照；检测结果 :15q11~13 区域杂合缺失

18-5-4　比较基因组杂交芯片

　　比较基因组杂交芯片（array-based Comparative genomic hybridization，aCGH）其原理是将待测 DNA 和正常 DNA（参照 DNA）在标记不同的荧光后，等量混合，根据杂交图像每个位点上的两种荧光强度来判断待测 DNA 拷贝数有无异常。

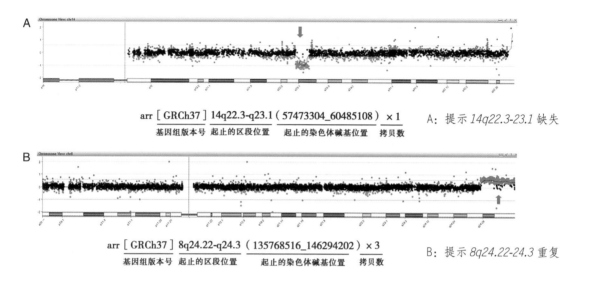

arr［GRCh37］14q22.3-q23.1（57473304_60485108）× 1

基因组版本号　起止的区段位置　　起止的染色体碱基位置　　拷贝数

A：提示 *14q22.3-23.1* 缺失

arr［GRCh37］8q24.22-q24.3（135768516_146294202）× 3

基因组版本号　起止的区段位置　　起止的染色体碱基位置　　拷贝数

B：提示 *8q24.22-24.3* 重复

18-5-5　第一代测序

　　第一代测序（sanger sequencing）的原理就是利用一种 DNA 聚合酶来延伸结合在目的序列模板上的引物，直到掺入一种链终止核苷酸为止，即为双脱氧末端终止法。将测序产物与正常参考序列进行比较，从而发现序列的改变。

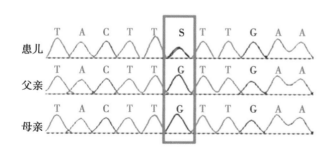

该患儿检测到 *CHD2* 基因杂合错义变异父母均不携带，该变异为新发变异
CHD2 基因（NM_001271）
exon31: c.3951G>C，（p.L1317F）

18-5-6   第二代测序

第二代测序（next generation sequencing，NGS）首先是将基因组 DNA 随机切割成小片段 DNA 分子，然后制成相应的文库，获得测序模板。之后由重复的聚合酶促反应和最后的荧光、电信号读取分析，完成测序过程。将读取到的序列进行拼接、比对、注释、筛选，形成最终的结果。

第二代测序变异的评级标准

（1）极强的致病证据：

PVS1：功能缺失型变异（该基因功能缺失为已知的致病机制），包括无义变异、移码变异、±1 或 ±2 的剪接位点变异、起始密码子变异、单个或多个外显子缺失

（2）强烈的致病证据：

PS1：与已知致病变异的氨基酸改变相同，但核苷酸变化不同；

PS2：新发变异；

PS3：体内或体外功能实验证实该变异影响相应基因或蛋白功能；

PS4：变异在患者组中的频率明显大于健康组，即风险值 *OR*>5

（3）较强的致病证据：

PM1：位于变异热点区域或明确的功能结构域，该区域既往无良性变异；

PM2：公共数据库中（如 ESP 数据库 Exome Sequencing Project，千人数据库 1 000 Genomes Porject，EAC 数据库 Exome Aggregation Consortium）等位基因频率为零（显性遗传）或低频（隐形遗传）；

PM3：对于隐形遗传模式，先证者检测到复合杂合变异，且其中一个变异为致病变异；

PM4：非重复区域的框内缺失/插入变异引起的蛋白质长度改变，以及终止密码子的延伸导致的蛋白质长度改变；

PM5：错义变异与已知致病变异的位置相同，但氨基酸及核苷酸变化不同；

PM6：预计是新发变异，但未在家系内验证

（4）支持的致病证据：

PP1：变异与疾病在家系内共分离；

PP2：错义变异所在的基因存在极少数良性变异，绝大多数是致病变异；

PP3：多项模拟预测软件预测为有害变异；

PP4：变异所在基因导致的疾病与患者临床表型高度吻合；

PP5：已有致病性报道，但尚无法获得证据进行独立评估

| 第二节 | 代谢性疾病

遗传性代谢病（IMD）是由遗传基因缺陷引起的生化代谢异常，病种繁多，任何组织、器官均可受累，临床表现复杂多样，重症常在新生儿期出现急性症状，需采取急救措施。其中新生儿期起病的约有 100 多种，是新生儿医学的重要组成部分。随着诊断技术的飞速发展如应用液相色谱-串联质谱技术进行新生儿期筛查，应用基因测序技术进行遗传学诊断，加之临床经验的不断积累，能做出精确诊断的 IMD 病种和数量迅速增加。

18-6　遗传性代谢病的分类

尿素循环障碍及高氨血症	氨甲酰磷酸合成酶缺陷、鸟氨酸氨甲酰转移酶缺陷、瓜氨酸血症、精氨酰琥珀酸血症、精氨酸血症、N-乙酰谷氨酸合成酶缺陷等
氨基酸代谢病	苯丙酮尿症、非酮性高甘氨酸血症、遗传性酪氨酸血症、枫糖尿症、赖氨酸尿性蛋白不耐症、高鸟氨酸-高血氨-高瓜氨酸血症、同型胱氨酸尿症等
有机酸代谢病	甲基丙二酸血症、丙酸血症、戊二酸血症 I 型、异戊酸血症、生物素酶缺乏症、2-甲基乙酰乙酰辅酶 A-硫解酶缺乏症、全羧化酶合成酶缺乏症、甲羟戊酸尿症、多种羧化酶缺陷等
线粒体病	• 线粒体脂肪酸氧化代谢障碍：肉碱循环缺陷、短链乙酰辅酶 A 脱氢酶缺陷、中链乙酰辅酶 A 脱氢酶缺陷、极长链乙酰辅酶 A 脱氢酶缺陷、多种乙酰辅酶 A 脱氢酶缺陷、长链 3-羟基-乙酰辅酶 A 脱氢酶缺陷等； • 线粒体能量代谢病：丙酮酸脱氢酶缺陷、丙酮酸羧化酶缺陷、线粒体呼吸链缺陷、电子转运链缺陷、细胞色素氧化酶缺陷等
碳水化合物代谢病	半乳糖血症、遗传性果糖不耐症、果糖-1，6-二磷酸酶缺乏症、糖原贮积症等
过氧化物酶体病	新生儿肾上腺脑白质病、脑肝肾综合征、肢根点状软骨发育不良等
溶酶体贮积症	戈谢病、尼曼匹克病、黏多糖贮积症、Krabbe 病、Wolman 病、GM-1 神经节苷脂贮积病等

注：IMD 种类繁多，本节主要讨论新生儿期起病以及虽可不出现症状，但早期诊断和干预可显著改善预后，避免死亡、智力低下和不可逆损害等发生的疾病。出生时正常，出生后突然出现不明原因的进行性脑病症状，和/或严重的高氨血症、代谢性酸中毒、高乳酸血症、低血糖等代谢紊乱的情况，都应考虑遗传性代谢病的可能性

18-7   伴脑病的遗传性代谢病的诊断与鉴别诊断

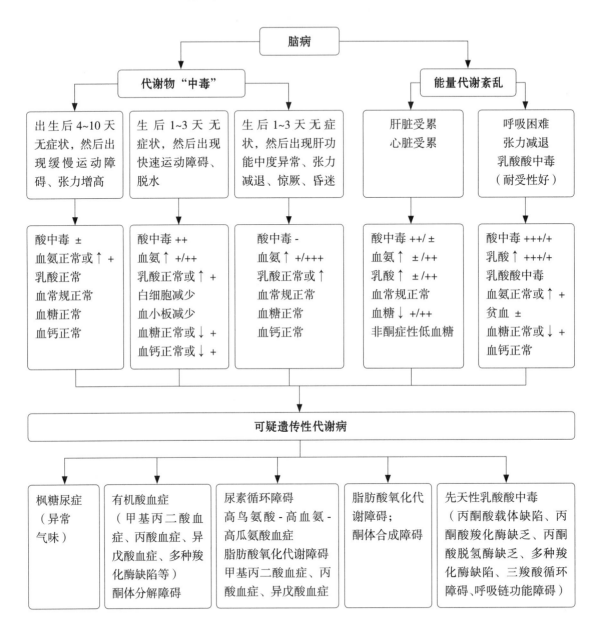

18-8 高氨血症的诊断与鉴别流程

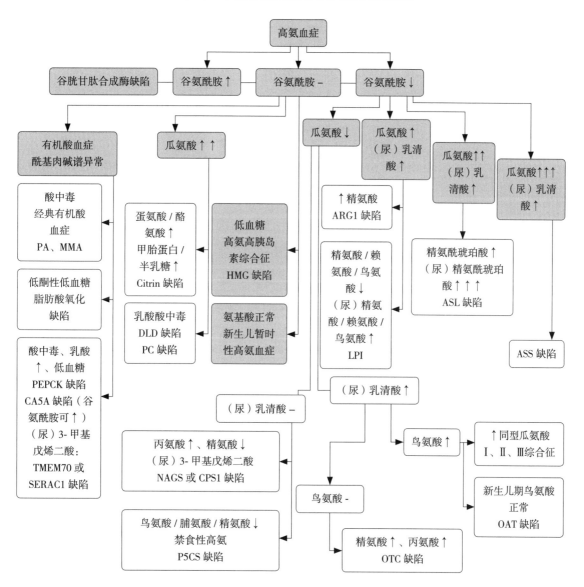

18-9   代谢性酸中毒的诊断与鉴别流程

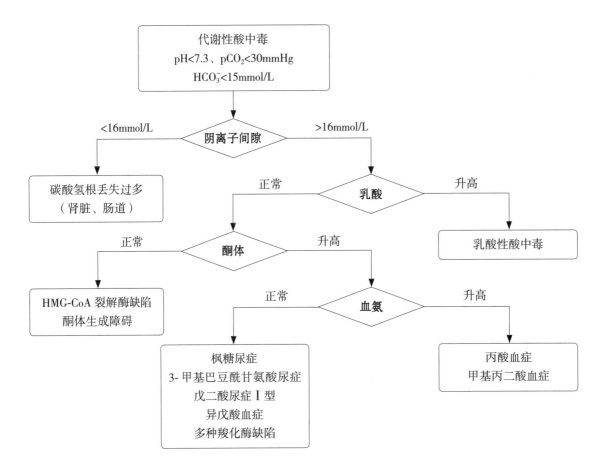

18-10   高乳酸血症的诊断与鉴别流程

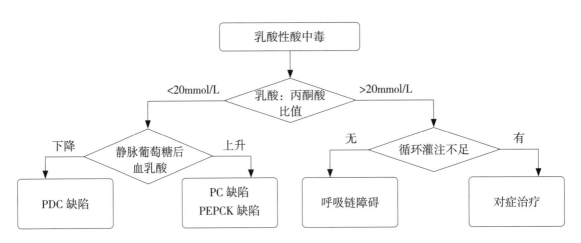

18-11 低血糖的诊断与鉴别流程

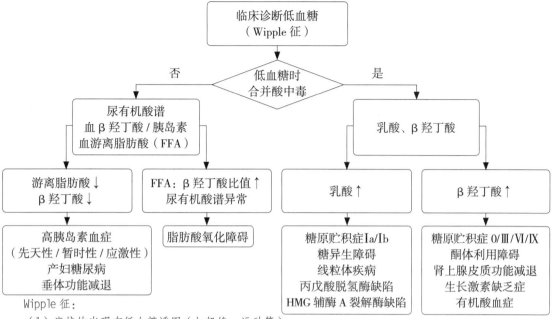

Wipple 征：

（1）症状的出现有低血糖诱因（如饥饿、运动等）；

（2）症状出现时血糖检测提示低血糖；

（3）血糖升高时症状好转

18-12 遗传性代谢病的急性期处理流程

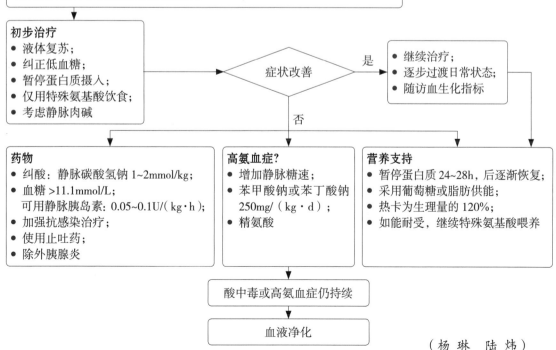

（杨琳 陆炜）

第十九章

产伤性疾病

| 第一节 | 帽状腱膜下出血

19-1 帽状腱膜下出血（SGH）诊断和处理

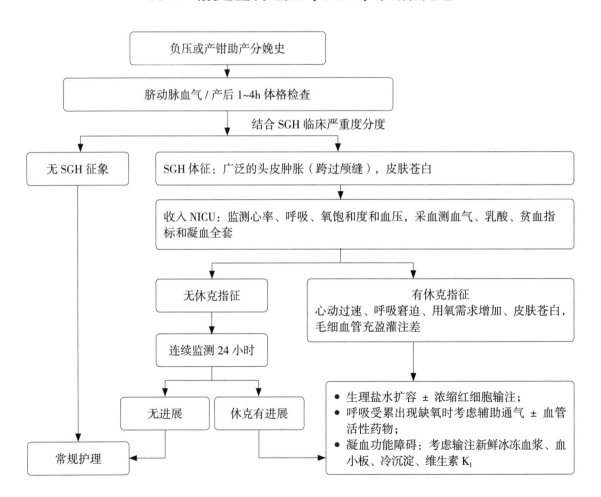

19-2　帽状腱膜下出血的发病机制

头皮横截面的解剖结构

注意帽状腱膜下间隙中导静脉的位置。

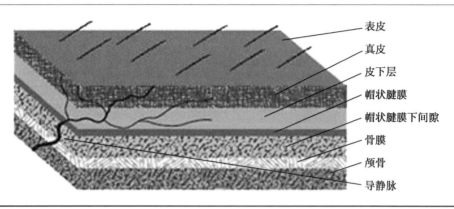

表皮
真皮
皮下层
帽状腱膜
帽状腱膜下间隙
骨膜
颅骨
导静脉

　　帽状腱膜与骨膜之间是一个疏松的间隙，前缘为眼眶，后缘为枕骨，两侧为外耳，间隙内静脉与头皮静脉及颅内静脉相通，分娩时的压力使上述静脉破裂后，引起出血并沿此间隙蔓延，因此生后数小时至数天还可继续出血，引起血容量减少。

19-3　帽状腱膜下出血的严重程度分度标准

分度	头围大小*	黄疸程度	低血容量
轻度	增加 <1cm	无	无
中度	增加 1~3cm	出现	轻度：需要血浆输注一次即可
重度	增加 >3cm	出现	严重：需要不止一次的血浆和全血输注

注：* 帽状腱膜下出血的出血量估计：头围较前增加1cm，相当于失血38ml

第二节 周围神经损伤

19-4 周围神经损伤的诊断及治疗

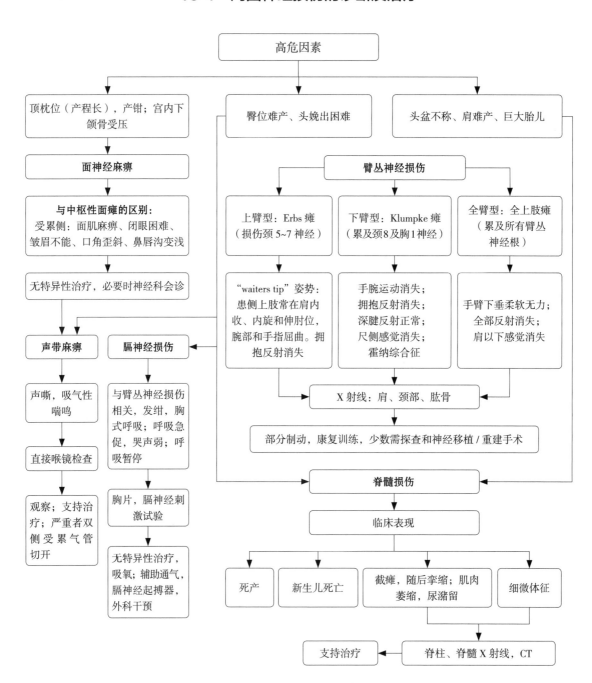

第三节 内脏损伤

19-5 新生儿内脏破裂的高危因素及诊治流程

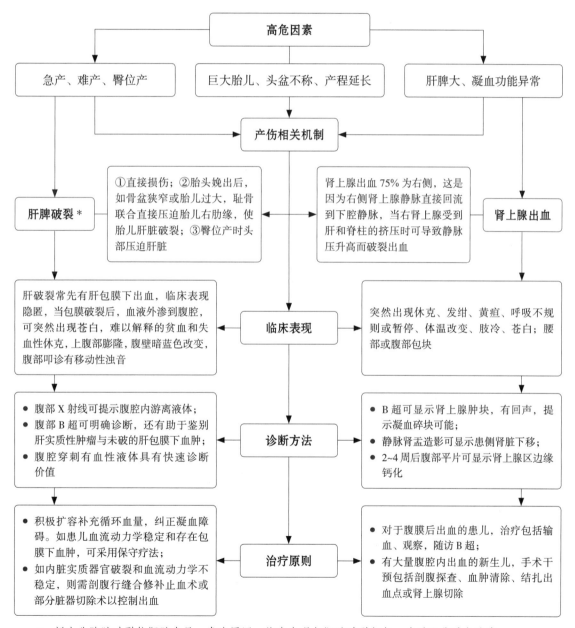

高危因素

急产、难产、臀位产 | 巨大胎儿、头盆不称、产程延长 | 肝脾大、凝血功能异常

产伤相关机制

肝脾破裂 *

①直接损伤；②胎头娩出后，如骨盆狭窄或胎儿过大，耻骨联合直接压迫胎儿右肋缘，使胎儿肝脏破裂；③臀位产时头部压迫肝脏

肾上腺出血 75% 为右侧，这是因为右侧肾上腺静脉直接回流到下腔静脉，当右肾上腺受到肝和脊柱的挤压时可导致静脉压升高而破裂出血

肾上腺出血

临床表现

肝破裂常先有肝包膜下出血，临床表现隐匿，当包膜破裂后，血液外渗到腹腔，可突然出现苍白、难以解释的贫血和失血性休克，上腹部膨隆，腹壁暗蓝色改变，腹部叩诊有移动性浊音

突然出现休克、发绀、黄疸、呼吸不规则或暂停、体温改变、肢冷、苍白；腰部或腹部包块

诊断方法

- 腹部 X 射线可提示腹腔内游离液体；
- 腹部 B 超可明确诊断，还有助于鉴别肝实质性肿瘤与未破的肝包膜下血肿；
- 腹腔穿刺有血性液体具有快速诊断价值

- B 超可显示肾上腺肿块，有回声，提示凝血碎块可能；
- 静脉肾盂造影可显示患侧肾脏下移；
- 2~4 周后腹部平片可显示肾上腺区边缘钙化

治疗原则

- 积极扩容补充循环血量，纠正凝血障碍。如患儿血流动力学稳定和存在包膜下血肿，可采用保守疗法；
- 如内脏实质器官破裂和血流动力学不稳定，则需剖腹行缝合修补止血术或部分脏器切除术以控制出血

- 对于腹膜后出血的患儿，治疗包括输血、观察、随访 B 超；
- 有大量腹腔内出血的新生儿，手术干预包括剖腹探查、血肿清除、结扎出血点或肾上腺切除

*：新生儿脾脏破裂较肝脏少见。发病原因、临床表现与肝脏破裂相似，多采取非手术治疗。

（王来栓）

第二十章

特殊治疗

| 第一节 | 新生儿疼痛的管理

20-1 新生儿疼痛管理流程

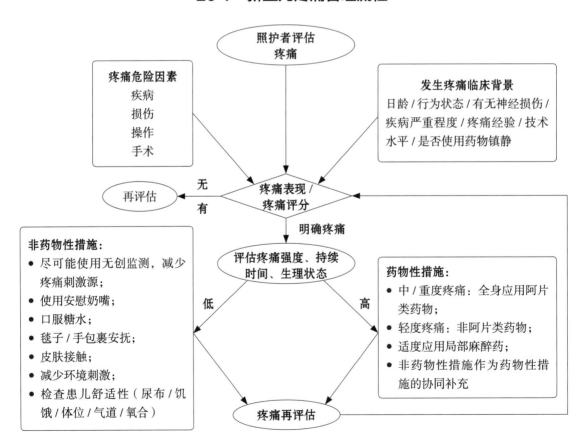

20-2 早产儿疼痛评分简表（PIPP）

项目	0分	1分	2分	3分
胎龄	≥36 周	32~35 周	28~31 周	≤28 周
行为状态	活动 / 觉醒，双眼睁开，有面部活动	安静 / 觉醒，双眼睁开，无面部活动	活动 / 睡眠，双眼闭合，有面部活动	安静 / 睡眠，双眼闭合，无面部活动
心率最大值	增加 0~4 次 /min	增加 5~14 次 /min	增加 15~24 次 /min	增加 >25 次 /min
血氧饱和度最低值	降低 0~2.4%	降低 2.5%~4.9%	降低 5%~7.4%	降低 7.5% 以上
皱眉动作	无（< 观察时间的 9%）	轻度（观察时间的 10%~39%）	中度（观察时间的 40%~69%）	重度（> 观察时间的 70%）
挤眼动作	无（< 观察时间的 9%）	轻度（观察时间的 10%~39%）	中度（观察时间的 40%~69%）	重度（> 观察时间的 70%）
鼻沟加深	无（< 观察时间的 9%）	轻度（观察时间的 10%~39%）	中度（观察时间的 40%~69%）	重度（> 观察时间的 70%）

注：早产儿疼痛评分简表（Premature Infant Pain Profile, PIPP）是由加拿大 Toronto 和 McGill 大学制定，用于评估早产儿的急性疼痛评分，国外临床应用发现有效、可靠且实用。该表内容包括 3 个行为指标（皱眉、挤眼、鼻沟）、2 个生理指标（心率和 SaO_2）、2 个相关指标（觉醒程度、面部运动），共 7 个指标组成，评分值为 0~3 分。早产儿总分为 21 分，>6 分则应镇痛治疗，7~12 分为中度疼痛，>12 分为重度疼痛。

20-3 新生儿疼痛管理药物

	药物	方法 / 剂量	备注
口服药物	• 24% 蔗糖溶液； • 20%~30% 葡萄糖溶液	0.1~1ml（或 0.2~0.5ml/kg）口服	• 疼痛性操作 2min 前口服，镇痛效果可持续 4min； • 短时间频繁给予可能引起高血糖等副作用，因此需要作为药物开具处方
	对乙酰氨基酚（acetaminophen）	• 负荷剂量：20mg/kg（口服 / 静脉滴注），30~45mg/(kg·d)（灌肠）； • 维持剂量：10mg/kg，胎龄 <28 周，q.12h.；28~36 周，q.8h，；>36 周，q.6h.	• 可用于 NICU 手术后镇痛，静脉用药可减少手术后吗啡使用； • 重复给药不应超过 48~96h

续表

	药物	方法/剂量	备注
局部麻醉	• 共晶混合物局部麻醉剂（EMLA）：含2.5%利多卡因和2.5%丙胺卡因； • 丁卡因凝胶（tetracaine）	负荷剂量：1g/m²，操作前外敷1h	• 适用于外周动静脉穿刺、PICC、腰椎穿刺等操作，不可用于黏膜或眼部，使用后用封闭性敷料覆盖； • 可能引起高铁血红蛋白血症、局部皮肤刺激，在早产儿可能具有一定毒性； • 如果婴儿有肝和/或肾功能不全，应减少剂量
阿片类药物	吗啡（morphine）	• 间断使用：0.05~0.1mg/kg，肌内注射、静脉滴注，每4h使用1次； • 维持剂量：0.01~0.03mg/（kg·h）	• 副作用包括瞳孔缩小、呼吸抑制、嗜睡、心动过缓、低血压、便秘、胃肠道不适、尿潴留和出汗等，具有剂量依赖性； • 长期使用将导致药物依赖，应逐渐减少剂量，避免戒断反应
	芬太尼（fentanyl）	• 负荷剂量：0.5~3μg/kg，静脉缓慢输注［<1μg/（kg·min）］ • 维持剂量：0.5~2μg/（kg·h）	药物副作用包括呼吸抑制、成瘾、低血压、尿潴留、心率减慢、肌肉僵硬等
苯二氮䓬类	咪达唑仑（midazolam）	间断给药：0.05~0.15mg/（kg·次），静脉注射或肌内注射>5min给药，每2~4h重复	• 可导致低血压、心动过缓及早产儿肌阵挛或类癫痫发作；过量或过快输注可导致呼吸抑制、心搏骤停； • 应缓慢静脉注射，长期给药患者停药可发生戒断反应； • 禁忌证：中枢神经系统抑制状态

第二节 | 无创呼吸支持

20-4 新生儿无创呼吸支持模式（BiPAP 和 NIPPV）

模式	双水平气道正压（BiPAP）	无创间歇正压通气（NIPPV）
设备要求	• BiPAP模式呼吸机； • 支持无创通气的呼吸环路； • 双孔鼻塞或鼻罩	• NIPPV模式的呼吸机或有创呼吸机 IPPV模式； • 支持无创通气的呼吸环路； • 双孔鼻塞或鼻罩；

续表

模式	双水平气道正压（BiPAP）	无创间歇正压通气（NIPPV）
适应证	• 轻、中度呼吸窘迫； • 有创通气撤离； • 早产儿呼吸暂停	• 中度呼吸窘迫或轻中度 CO_2 升高； • 有创通气撤离； • 早产儿频发呼吸暂停； • BPD 患儿撤机
参数设置	• 流量调节压力； • 高压 8~12cmH₂O，低压 4~8cmH₂O； • 吸气时间 0.5~1.0s； • 呼吸频率 10~30 次/min； • 根据 SaO_2 设置吸入氧浓度，一般 0.21~0.4	• PIP 15~25cmH₂O； • PEEP 4~10cmH₂O； • 吸气时间 0.35~0.5s； • 呼吸频率 25~45 次/min； • 根据 SaO_2 设置吸入氧浓度，一般 0.21~0.5
撤离	• 高压≤6cmH₂O，低压≤4cmH₂O； • 频率 15 次/min； • FiO_2<0.30； • 无呼吸暂停及心动过缓； • 无 $TcSO_2$ 下降	• FiO_2<0.30； • PIP<14cmH₂O； • PEEP<4cmH₂O； • 呼吸频率 <15 次/min • 无呼吸暂停及心动过缓 • 无 $TcSO_2$ 下降

20-5 新生儿无创呼吸支持模式（CPAP、HFNC 和 NHFOV）

模式	经鼻持续气道正压通（nCPAP）	经鼻加热湿化高流量吸氧（HFNC）	经鼻高频正压通气（nHFOV）
设备要求	• nCPAP 模式呼吸机； • 无创通气呼吸环路； • 双孔鼻塞或鼻罩	• HFNC 呼吸机或加热湿化器链接墙式空氧混合器； • HFNC 呼吸环路； • 双孔鼻塞；	• 无创高频模式呼吸机或有创高频呼吸机； • 支持无创通气的呼吸环路； • 双鼻孔鼻塞或鼻罩
适应证	• 轻、中度呼吸窘迫； • 有创通气撤离； • 早产儿呼吸暂停	• 轻度 NRDS； • 早产儿呼吸暂停； • 有创/经鼻间歇正压通气撤离；	• 中度 NRDS 或轻中度 CO_2 升高； • 有创通气撤离； • 早产儿频发呼吸暂停
参数设置	• 流量调节压力； • 流量 6~10L/min； • 压力 5~10cmH₂O，一般不超过 8cmH₂O； • 根据 SaO_2 设置吸入氧浓度，一般 0.21~0.4	• 流量 5~8L/min； • 体重低流量宜偏低； • 根据 SaO_2 设置吸入氧浓度，可在原基础上提高 0.05~0.1	• 振幅 15+cmH₂O 或 6~10Hz； • 频率 6~10Hz； • 吸呼比 1:1 或 1:2； • MAP 8~12cmH₂O； • 根据 SaO_2 设置吸入氧浓度，一般 0.21~0.4
撤离	• 压力 <5cmH₂O； • FiO_2≤0.25； • 无呼吸暂停及心动过缓； • 无 $TcSO_2$ 下降； • 呼吸做功未增加	气体流量≤4L/min，FiO_2<0.25	• FiO_2<0.40； • MAP<6cmH₂O； • 无呼吸暂停及心动过缓； • 无 $TcSO_2$ 下降

20-6 新生儿无创呼吸支持临床应用

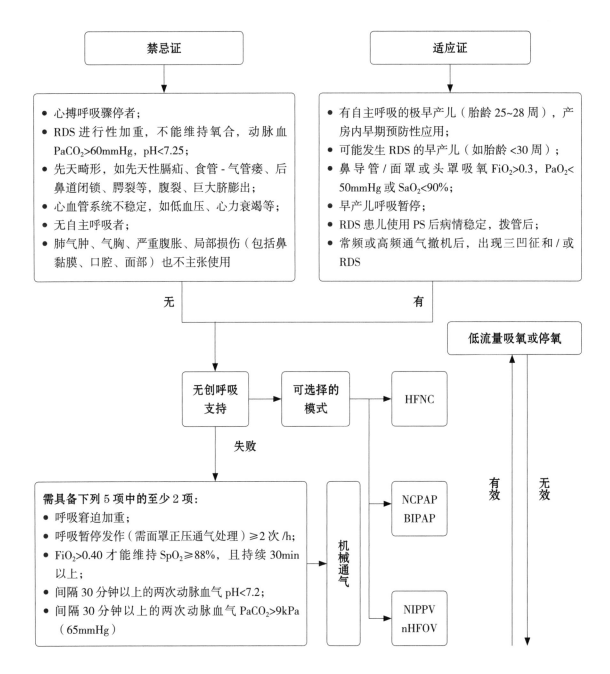

第三节 常频机械通气

20-7 新生儿常频机械通气的操作流程

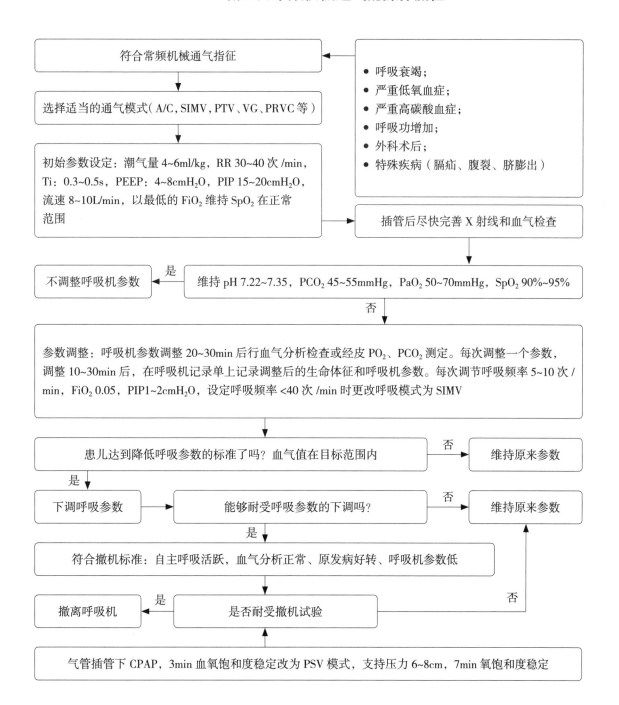

符合常频机械通气指征

- 呼吸衰竭；
- 严重低氧血症；
- 严重高碳酸血症；
- 呼吸功增加；
- 外科术后；
- 特殊疾病（膈疝、腹裂、脐膨出）

选择适当的通气模式（A/C，SIMV，PTV、VG、PRVC 等）

初始参数设定：潮气量 4~6ml/kg，RR 30~40 次/min，Ti：0.3~0.5s，PEEP：4~8cmH₂O，PIP 15~20cmH₂O，流速 8~10L/min，以最低的 FiO₂ 维持 SpO₂ 在正常范围

插管后尽快完善 X 射线和血气检查

不调整呼吸机参数

维持 pH 7.22~7.35，PCO₂ 45~55mmHg，PaO₂ 50~70mmHg，SpO₂ 90%~95%

是

否

参数调整：呼吸机参数调整 20~30min 后行血气分析检查或经皮 PO₂、PCO₂ 测定。每次调整一个参数，调整 10~30min 后，在呼吸机记录单上记录调整后的生命体征和呼吸机参数。每次调节呼吸频率 5~10 次/min，FiO₂ 0.05，PIP1~2cmH₂O，设定呼吸频率 <40 次/min 时更改呼吸模式为 SIMV

患儿达到降低呼吸参数的标准了吗？血气值在目标范围内

否 → 维持原来参数

是

下调呼吸参数

能够耐受呼吸参数的下调吗？

否 → 维持原来参数

是

符合撤机标准：自主呼吸活跃，血气分析正常、原发病好转、呼吸机参数低

撤离呼吸机

是

是否耐受撤机试验

否

气管插管下 CPAP，3min 血氧饱和度稳定改为 PSV 模式，支持压力 6~8cm，7min 氧饱和度稳定

20-8　常频机械通气参数调整

血气指标	调节参数
低 PO_2 高 PCO_2	增加 PIP。自主呼吸时可增加 RR（调高触发灵敏度）
低 PO_2 正常 PCO_2	增加 FiO_2，增加 MAP（增加 PEEP 或 Ti），维持 PIP
低 PO_2 低 PCO_2	考虑其他诊断，如 PPHN、败血症、过度换气等。增加 FiO_2 和 MAP，但维持 PIP
正常 PO_2 高 PCO_2	增加 RR，降低 PEEP，维持 MAP
正常 PO_2 低 PCO_2	降低 RR，维持 MAP
高 PO_2 高 PCO_2	少见，检查机械问题如管路堵塞。降低 PEEP，降低 Ti，降低 FiO_2，增加 RR
高 PO_2 正常 PCO_2	降低 MAP（多调节 PIP），降低 FiO_2
高 PO_2 低 PCO_2	降低 FiO_2，降低 RR，降低 PIP
正常 PO_2 正常 PCO_2	参数不变，如果考虑脱机，应降低参数

呼吸机参数改变对血气的影响						
	PIP 升高	PEEP 升高	呼吸频率增加	I/E 升高	FiO_2 升高	流量增加
PCO_2	降低	升高	降低	无变化	无变化	无影响
PaO_2	升高	升高	无影响或升高	升高	升高	无影响
呼吸机参数调节幅度						
	PIP	PEEP	RR	FiO_2	Ti	
调节幅度	$1\sim2cmH_2O$	$1cmH_2O$	5 次 /min	5%	$0.05\sim0.1s$	

第四节 | 高频振荡通气

20-9 高频振荡通气判断流程

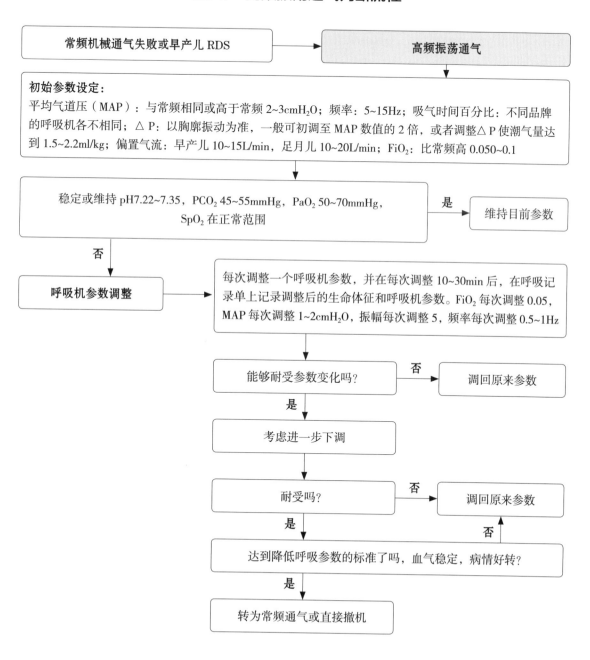

常频机械通气失败或早产儿 RDS → 高频振荡通气

初始参数设定:
平均气道压(MAP):与常频相同或高于常频 2~3cmH₂O;频率:5~15Hz;吸气时间百分比:不同品牌的呼吸机各不相同;△P:以胸廓振动为准,一般可初调至 MAP 数值的 2 倍,或者调整△P 使潮气量达到 1.5~2.2ml/kg;偏置气流:早产儿 10~15L/min,足月儿 10~20L/min;FiO₂:比常频高 0.050~0.1

稳定或维持 pH7.22~7.35,PCO₂ 45~55mmHg,PaO₂ 50~70mmHg,SpO₂ 在正常范围 —是→ 维持目前参数

否↓

呼吸机参数调整 → 每次调整一个呼吸机参数,并在每次调整 10~30min 后,在呼吸记录单上记录调整后的生命体征和呼吸机参数。FiO₂ 每次调整 0.05,MAP 每次调整 1~2cmH₂O,振幅每次调整 5,频率每次调整 0.5~1Hz

能够耐受参数变化吗? —否→ 调回原来参数

是↓

考虑进一步下调

耐受吗? —否→ 调回原来参数

是↓

达到降低呼吸参数的标准了吗,血气稳定,病情好转? —否→ 调回原来参数

是↓

转为常频通气或直接撤机

第五节　一氧化氮吸入治疗

20-10　新生儿一氧化氮吸入治疗技术流程

新生儿一氧化氮吸入治疗——选择性肺血管扩张剂

应用指征：
- 新生儿低氧性呼吸衰竭（FiO_2>80%，PaO_2< 50mmHg，SpO_2<85%，常规通气治疗 2h 以上）；
- 各种原因导致的新生儿持续肺动脉高压

禁忌证：
- 严重的左心发育不良，或动脉导管依赖的先天性心脏病；
- 致命性的先天性缺陷和充血性心力衰竭；
- 先天性高铁血红蛋白血症；
- 严重出血：颅内出血、脑室内出血、肺出血

NO 输送方法： 有呼吸机联用式（常用）、呼吸机一体式及独立便携式三大类。使用前 NO 和 NO_2 传感器均进行零点及标准气体定标（NO 为 84.7×10^{-6}；NO_2 为 10.4×10^{-6}）

治疗过程中监测： 吸入 NO 和呼出 NO_2 浓度，以及高铁血红蛋白（MetHb）。高铁血红蛋白 >4% 或 NO_2>2ppm 需要下调 NO 浓度

- 初始吸入 NO 浓度为 8~15ppm，维持为 3~5ppm；
- 应用时间不超过 96h 病情需要可上调 NO 浓度到 15~20ppm 短时间应用；
- 根据病情可重复应用 NO

MetHb 监测：
- NO 起始浓度：10~20ppm（<4h）；4h 内监测；
- 维持浓度：5~10ppm（6h~7 天），每 12h 监测；
- 长期维持 NO 浓度：2~5ppm（>7 天）；每 24h 监测

疗效评估：
- FiO_2 下降 >0.3，SpO_2>90%，持续超过 60min；
- PaO_2>50mmHg 或升高 10%~20%；
- 氧合指数 <10；
- 呼吸机参数下调

每 4h 减少 NO 浓度 5ppm；减至 5ppm 后，每 4h 减少 1ppm；减至 1ppm 时，如果患儿氧合状态仍稳定（FiO_2 < 60%，PaO_2 > 60mmHg），最终撤离

如果在下调 NO 吸入剂量的过程中出现反跳性低氧（SpO_2 下降 > 5%，FiO_2 需增加 0.15 来维持 PaO_2>60mmHg），需把 NO 吸入剂量恢复至下调前水平。撤离前提高 FiO_2 或口服磷酸二酯酶制剂（西地那非）可改善这种低氧反跳现象

当 NO 浓度 ≥10ppm，突然撤离时会出现缺氧现象，为 NO 撤离低氧性反跳

如果停用后小儿出现 SpO_2 下降 >10%，可以提高吸入氧浓度 0.1~0.2 补偿

第六节 亚低温疗法

20-11 基层医院适合低温治疗的 HIE 患儿筛查

目标节点

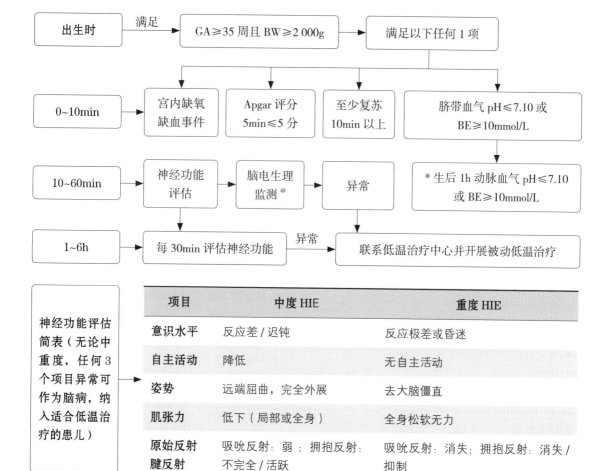

*：无脐动脉血气指标者，生后 1h 应做动脉血气分析；
@：有脑电生理监测者应做脑电图。

20-12 低温治疗患儿管理流程

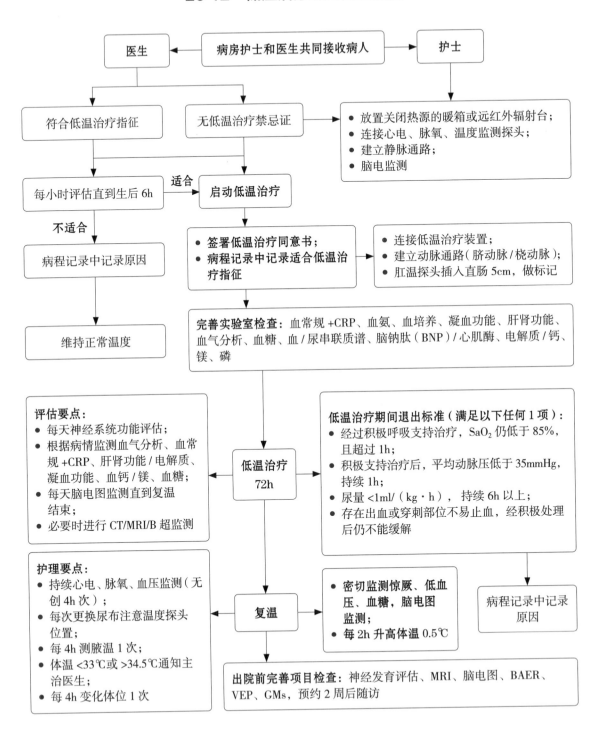

病房护士和医生共同接收病人

医生 → → **护士**

符合低温治疗指征

无低温治疗禁忌证

- 放置关闭热源的暖箱或远红外辐射台；
- 连接心电、脉氧、温度监测探头；
- 建立静脉通路；
- 脑电监测

每小时评估直到生后 6h — 适合 → 启动低温治疗

不适合

病程记录中记录原因

维持正常温度

- 签署低温治疗同意书；
- 病程记录中记录适合低温治疗指征

- 连接低温治疗装置；
- 建立动脉通路（脐动脉/桡动脉）；
- 肛温探头插入直肠 5cm，做标记

完善实验室检查：血常规 +CRP、血氨、血培养、凝血功能、肝肾功能、血气分析、血糖、血/尿串联质谱、脑钠肽（BNP）/心肌酶、电解质/钙、镁、磷

评估要点：
- 每天神经系统功能评估；
- 根据病情监测血气分析、血常规 +CRP、肝肾功能/电解质、凝血功能、血钙/镁、血糖；
- 每天脑电图监测直到复温结束；
- 必要时进行 CT/MRI/B 超监测

低温治疗 72h

低温治疗期间退出标准（满足以下任何1项）：
- 经过积极呼吸支持治疗，SaO_2 仍低于 85%，且超过 1h；
- 积极支持治疗后，平均动脉压低于 35mmHg，持续 1h；
- 尿量 <1ml/（kg·h），持续 6h 以上；
- 存在出血或穿刺部位不易止血，经积极处理后仍不能缓解

护理要点：
- 持续心电、脉氧、血压监测（无创 4h 次）；
- 每次更换尿布注意温度探头位置；
- 每 4h 测腋温 1 次；
- 体温 <33℃或 >34.5℃通知主治医生；
- 每 4h 变化体位 1 次

复温

- 密切监测惊厥、低血压、血糖，脑电图监测；
- 每 2h 升高体温 0.5℃

病程记录中记录原因

出院前完善项目检查：神经发育评估、MRI、脑电图、BAER、VEP、GMs，预约 2 周后随访

20-13 新生儿中重度 HIE 亚低温治疗的实施步骤

- **适应证**：胎龄 ≥35 周，有重度窒息病史 + 中重度缺氧缺血性脑病临床表现：标准化神经系统检查 ± aEEG，实施 4 阶段的目标温度管理；
- **禁忌证**：重大结构畸形或染色体病变，严重贫血，严重感染和出血倾向，严重先天性心脏病等

降温阶段（生后 6h 内）：
- 目标温度：33~34℃（核心温度）；
- 生后 6h 内启动越早越好；
- 降至目标温度越快越好

维持温度阶段（72h）：
要求稳，体温波动 <0.5℃，时间为 72h

步骤：
- 关闭热源的暖箱或远红外辐射台，连接心电、脉氧、温度监测探头，建立静脉通路和脑电监测；
- 连接低温治疗装置，建立动脉通路（脐动脉/桡动脉），肛温探头插入直肠 5cm，做标记；
- 打开低温仪主机，设定目标温度 33~34℃可能需要机械通气；
- 详细记录所有的操作和患儿的症状、体征

复温阶段（大于 6h）：
- 要求慢，每小时升温 <0.5℃；
- 多采用控制性复温或自动复温

步骤：
- 上调目标温度，每小时上调不超过 0.5℃；
- 不可加热复温；
- 密切监测低血压、血糖，脑电图监测
- 密切观察患儿表现，出现抽搐或抽搐加重，停止复温，待抽搐停止或减轻再复温

维持常温阶段：
- 低温结束后持续；
- 脑损伤后容易体温波动

步骤：持续监测体温，避免医源性发热或低体温发生

20-14　HIE 患儿亚低温实施期间目标温度的管理

亚低温治疗新生儿 HIE 是指采取主动降温的方式，使机体核心温度降低到 33.5~34℃，并维持 72h，然后缓慢复温，以达到神经保护效果。

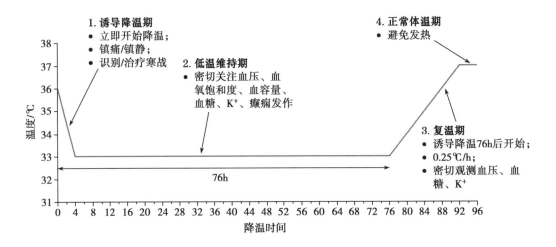

第二十一章

影像学与振幅整合脑电图

第一节 ｜ 颅 脑 超 声

21-1 新生儿头颅超声切面基础 - 冠状切面图

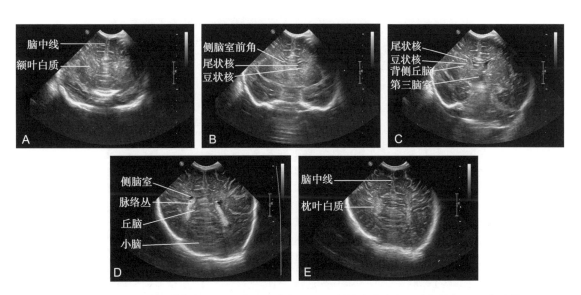

A. 额叶层面；B. 侧脑室前角层面；C. 第三脑室层面；D. 侧脑室中央部 - 后角层面；E. 枕叶层面

21-2　新生儿头颅超声切面基础 - 矢状切面

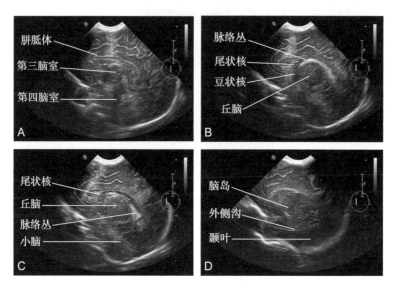

A. 正中矢状面；B. 侧脑室前角层面；C. 侧脑室中央部 - 后角层面；D. 脑岛层面

21-3　新生儿脑室径线测量

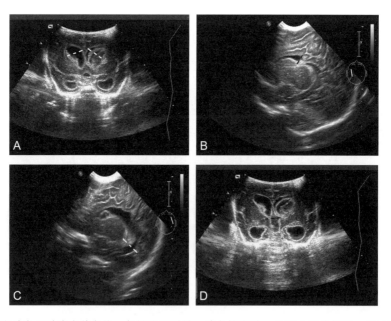

A. 正常侧脑室前角呈裂隙或羊角状，仅描述不测量，前角扩张时，经额叶冠状层面，取最宽处测量宽度；
B. 旁矢状侧脑室前角层面，由尾状核丘脑沟处向对侧脑室壁引一线段测量，为侧脑室深度，正常值＜3mm；
C. 旁矢状侧脑室中央部-后角层面，由后角最下后点向丘脑引一线段测量，为丘脑枕后距，正常值＜15mm；
D. 于第三脑室冠状层面，测量第三脑室宽度，正常值＜3mm

21-4　室管膜下 - 脑室内出血（IVH-1 级）

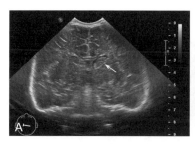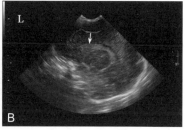

A. 冠状面显示侧脑室前角和体部下外方见团片状回声增强区；B. 旁矢状面显示尾状核丘脑沟，即室管膜下区呈现椭圆形、三角形或梭形高回声

21-5　Ⅱ级脑室内出血

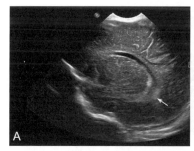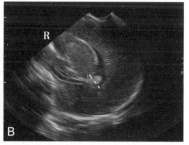

A. 旁矢状切面，侧脑室三角部及后角部位如观察到脉络丛增宽、形态不规则、回声增强或见到孤立的小块回声增强阴影，为诊断Ⅱ级脑室内出血的有用线索；B. 丘脑枕后距<15mm，侧脑室未见明显扩张

21-6　Ⅲ级脑室出血

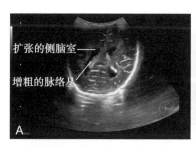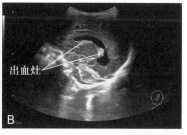

A. 经侧脑室中央部 - 后角的冠状层面，脉络丛增宽、形态不规则、回声增强，周边有较宽的无回声包绕；B. 受重力作用，脑室内积血易沉积在侧脑室下方即三角部及后角处，矢状面显示较冠状面更为清晰，可见脉络丛出血及脑室扩张

21-7   Ⅳ级脑室出血

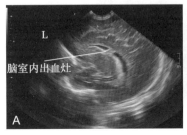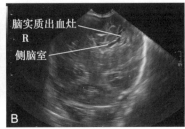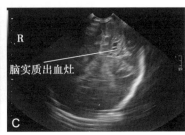

A.旁矢状切面显示脑室内出血；B、C.冠状层面显示脑室内出血破入脑实质，可见脑室无回声与脑室上外侧脑实质内无回声相延续

21-8   脑室旁白质软化

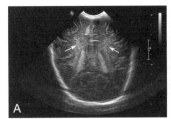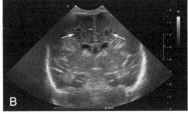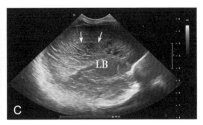

A.早期仅表现为脑室周围回声增强，等于或强于脉络丛回声，在经侧脑室中央部 - 后角的冠状层面容易识别；B、C.脑室周围高回声逐渐演变为广泛的额顶叶囊性病变，B 为冠状面扫查，C 为矢状面扫查

21-9   脑   积   水

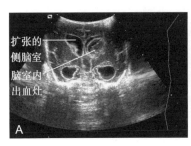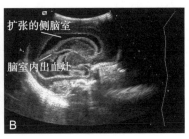

A.经第三脑室的冠状切面，显示脑室中央部、后角均扩张，扩张侧脑室形态不规则，内可见絮状脑室内出血灶；B.旁矢状切面，可见侧脑室前角 - 中央部、后角、下角均扩张，其内可见出血灶

第二节 | 肺 部 超 声

21-10 肺脏超声基础

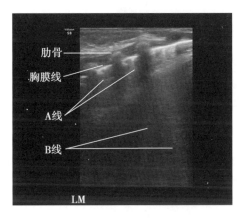

　　胸膜线，呈光滑清晰的高回声，正常宽度<0.5mm，实时超声在胸膜线区域可见"肺滑"；A线，与胸膜线等距平行排列，为光滑清晰的高回声，随深度增加逐渐强度减弱；B线，为起于胸膜并向肺野发散的高回声，出生3天内可见，3天后逐渐消失。

21-11 肺 实 变

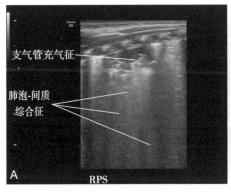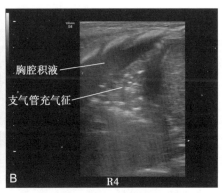

　　A.实变区域大小形状各异，呈低回声，边缘不规则，其内可见支气管充气征，实变区域内A线消失，胸膜线模糊，病灶周围呈肺泡-间质综合征表现。肺实变是肺炎、RDS等的超声影像特点；B.肺实变面积大伴随肺不张，内见支气管充气征，实变肺周边显示胸腔积液包绕

21-12   肺泡 - 间质综合征

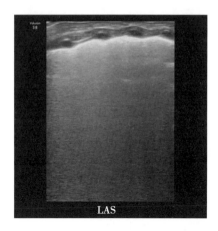

一个肋间存在 3 条以上 B 线或 B 线相互连续时，称为"肺泡 - 间质综合征"，是由于肺间质和肺泡存在大量液体所致，依据 B 线数目及融合程度，肺泡 - 间质综合征轻重不一，图中显示密集 B 线，而肋骨声影、胸膜线、A 线均显示不清，为严重的"肺泡 - 间质综合征"，称为"白肺"，"白肺"是 RDS 常见的超声影像特点。

21-13   气   胸

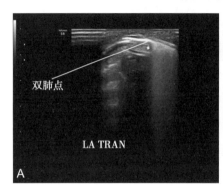
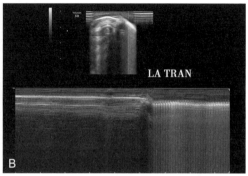

A."双肺点"是超声诊断气胸的特征表现，气胸部分 B 线消失，实时超声下可见"肺滑"消失；B. M 型超声显示气胸处胸膜线下方区域呈水平直线样图像，即平流层征

21-14   支气管肺发育不良

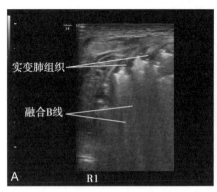
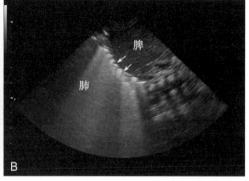

A.肺野内显示胸膜下多个小块状低回声，为胸膜下小片的实变肺组织，周边可见融合 B 线，为伴渗出及间质改变的肺组织；B. 经左侧肋下斜切，横膈线显示不清，膈面上方可见多个小斑片状低回声，伴周围弥漫的融合 B 线

第三节 腹 部 超 声

21-15 新生儿坏死性小肠结肠炎

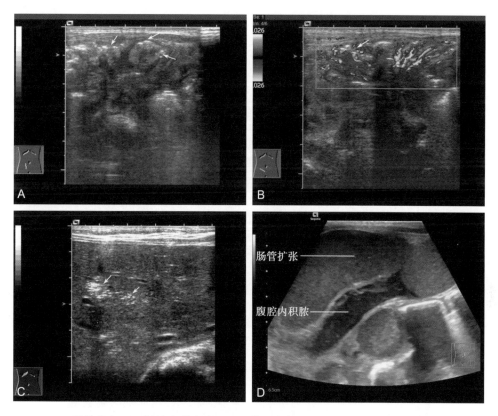

A.肠壁积气；B.肠壁血供丰富；C.门静脉积气；D.肠腔扩张、腹腔内积脓

第四节 ｜ 颅脑磁共振

21-16　正常足月新生儿颅脑 MRI 表现

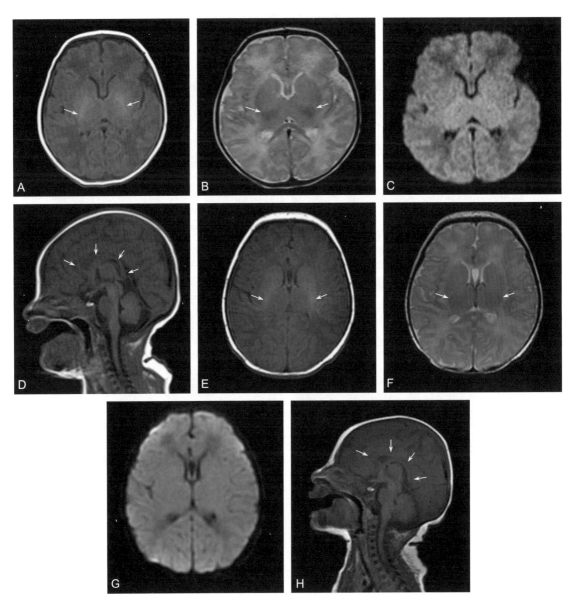

A~D. 1 例足月儿头颅 1.5T 核磁共振检查图像；E~H. 1 例足月儿头颅 3.0T 核磁共振检查图像

A、E. T_1 加权基底节内囊层面横断位图像；B、F. 为 T_2 加权基底节内囊层面横断位图像；C、G. b=800s/mm² 弥散加权基底节内囊层面横断位图像；D、H. T_1 加权正中矢状位图像；A、B、E、F. 横断位 T_1WI 和 T_2WI 显示基底节层面，内囊后肢正常髓鞘化表现为 T_1WI 高信号（箭头）、T_2WI 低信号出现（箭头）；灰白质分界清，白质 T_1WI 信号偏低、T_2WI 较高，T_2WI 白质信号高于灰质，脑沟脑回显示清晰；C、G.DWI 在正常新生儿无明显异常高信号，但在 HIE 中会出现典型高信号；D、H. 正中矢状位 T_1WI，观察胼胝体前后径长及厚薄、信号，四脑室大小，小脑扁桃体下缘位于枕骨大孔水平上方

21-17　正常足月新生儿脑白质髓鞘化 MRI 表现

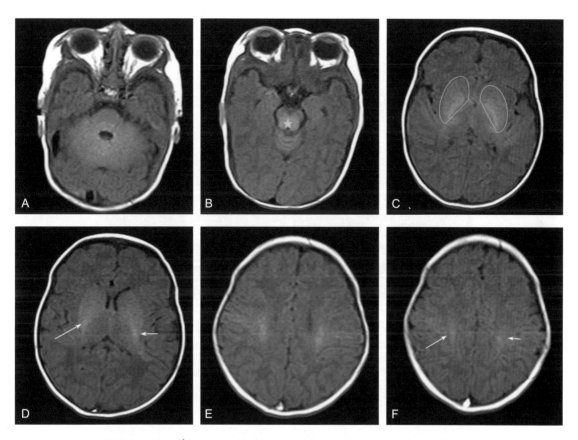

A~F.1 例足月新生儿，孕 39^{+1} 周，生后 25 天，1.5T 磁共振检查 T$_1$ 加权图像。脑干背侧（B 图星号标示）、小脑上脚、视交叉、内囊后肢（D 图箭头）、视辐射及中央放射冠（F 图箭头）可见高信号，示局部白质髓鞘形成；中央前回亦见信号增高，与生后不久该脑回内白质髓鞘形成相对应

注意： 一般情况下基底节（C 图标注）T$_1$W 信号会高于邻近的丘脑和额叶白质，不能认为是异常表现。

21-18　足月新生儿 HIE 颅脑 MRI 表现——
以基底节和丘脑（BGT）为主的损伤类型

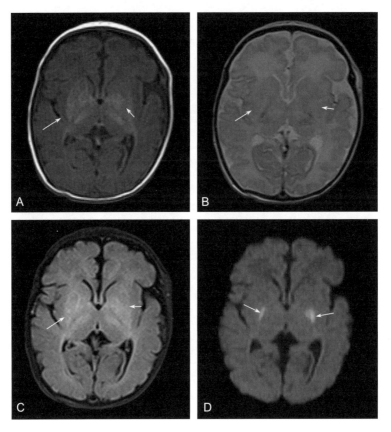

　　A~D.1 例足月儿，临床诊断 HIE，孕 40^{+1} 周，生后 8 天，1.5T 磁共振检查，A~D 依次为 T$_1$ 加权、T$_2$ 加权、tirm dark-fluid T$_2$ 加权、弥散加权图像（DWI）。双侧基底节和丘脑（basal ganglia/thalamus, BGT）斑片状 T$_1$WI 高信号（A 图箭头所示，可以与前一例正常足月儿基底节信号稍高相比较）、T$_2$WI 高信号（B 图箭头）、tirm dark-fluid T$_2$WI 高信号（C 图箭头），DWI 双侧豆状核见斑片状高信号（D 图箭头标示）。此例是足月儿 HIE 基底节区和丘脑损伤类型的典型案例。

　　注意：一般 DWI 显示病灶范围要低于实际病变范围。

21-19 足月新生儿重度 HIE 颅脑 MRI 表现——以分水岭区域和 BGT 为主的损伤类型

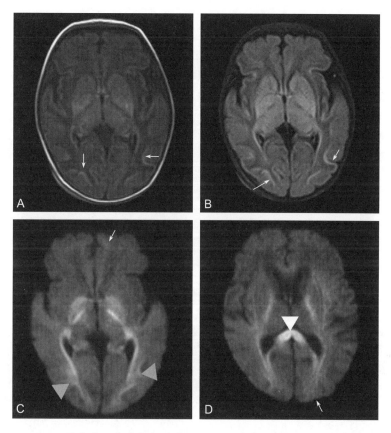

A~D. 足月儿，临床诊断重度HIE，孕40周，生后5天，1.5T磁共振检查；A、B. 分别为T$_1$加权、tirm dark-fluid T$_2$加权横断位图像，C、D. 弥散加权横断位图像。C和D（箭头）示双侧大脑额叶、枕颞叶皮层肿胀，考虑分水岭脑损伤。脑皮层和皮层下白质见细条片T$_1$WI高信号（A图箭头）、tirm dark-fluid T$_2$WI高信号（B图箭头），考虑皮层和皮层下坏死。DWI见侧脑室旁视放射片状高信号（C图箭头），异常信号范围较常规序列大；基底节和丘脑形态增大，表现为T$_1$WI高信号、tirm dark-fluid T$_2$WI高信号、DWI高信号，DWI异常信号范围较T$_1$W小；胼胝体压部见条片DWI高信号（D图箭头）

21-20　早产儿 PVL 颅脑 MRI 表现

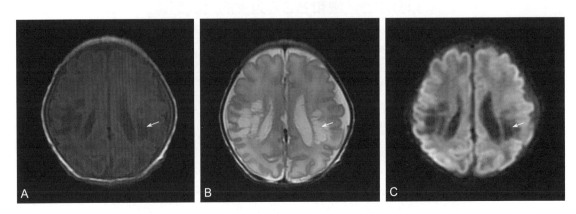

A~C. 早产儿 PVL，孕 32^{+1} 周，生后 30 天，3.0T 磁共振检查，依次为 T$_1$ 加权横断位、T$_2$ 加权横断位、DWI 横断位图像双侧脑室旁多发斑片状 T$_1$WI 低信号、T$_2$WI 高信号病变（A、B 图箭头标示），DWI 呈低信号（C 图箭头标示），累及皮层下和脑室旁白质，示囊样软化灶形成；双侧脑室略扩张，左侧略明显。

21-21　早产儿 PVL 颅脑 MRI 表现（远期随访）

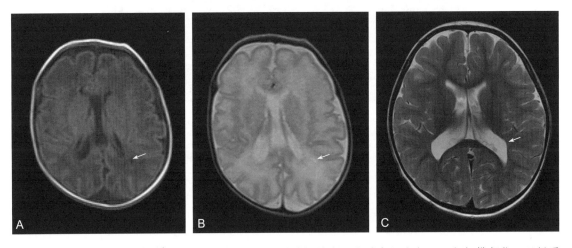

A、B. 早产儿 PVL，孕 32^{+1} 周，生后 31 天，1.5T 磁共振检查，分别为 T$_1$ 加权、T$_2$ 加权横断位。双侧顶叶脑室旁白质见多发小斑片状 T$_1$WI 低信号、T$_2$WI 高信号，左侧略显著（A、B 图箭头）；C. 该病例 2 岁时随访 1.5T 磁共振检查，T$_2$ 加权横断位图像，示双侧脑室略扩张（箭头），顶叶脑室旁白质容量明显减少

21-22　化脓性脑膜炎伴脑脓肿颅脑 MRI 表现

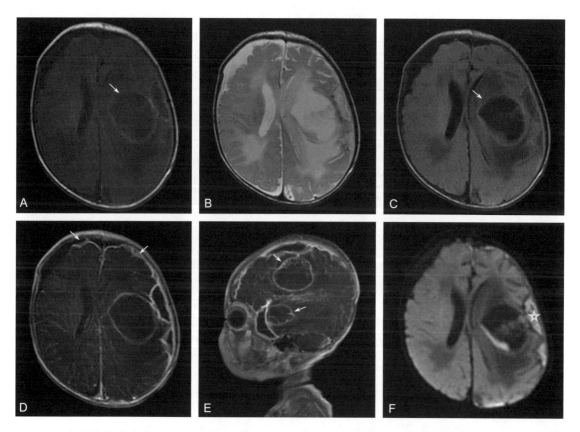

A~F. 化脓性脑膜炎伴脑脓肿，孕 40 周，生后 1 个月，3.0T 磁共振检查，依次为 T$_1$ 加权、T$_2$ 加权、FLAIR T$_2$ 加权、T$_1$ 加权增强横断位图像，T$_1$ 加权增强矢状位图像，弥散加权横断位图像。脑脓肿（A、C、E 图箭头）伴周围脑白质水肿，左侧脑室受压变窄；脑膜异常强化（D 图箭头），硬膜下积脓（F 图星号）

21-23 室管膜炎伴脑积水颅脑 MRI 表现

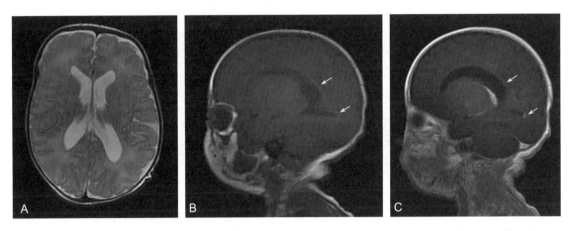

A~C. 早产儿室管膜炎伴脑积水，孕 35^{+1} 周，生后 2 个月，3.0T 磁共振检查，依次为 T_2 加权横断位、T_1 加权矢状位、T_1 加权增强矢状位图像。双侧脑室扩张，侧脑室室管膜略增厚伴异常强化（B 图箭头是平扫，C 图箭头是增强）

21-24 新生儿脑梗死 MRI 表现

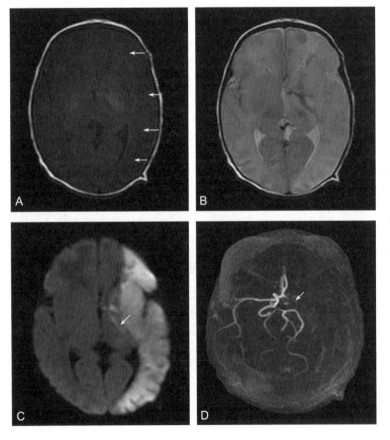

A~D. 早产儿脑梗死，孕 35^{+6} 周，生后 8 天，3.0T 磁共振扫描图像；A~C. 基底节层面，依次为 T_1 加权、T_2 加权、弥散加权图像；D. 3D-TOF MRA 图像左侧大脑半球大片 T_1WI 略低信号（A 箭头）、T_2WI 高信号，DWI 呈明显高信号，局部皮层增厚、灰白质分界模糊，脑沟变浅；左基底节区见斑片状 T_1WI 高信号、T_2WI 高低混杂信号，DWI 见条片高信号，累及左侧内囊后肢（C 图箭头）。MRA 显示左侧颈内动脉颅内段、大脑中动脉及分支、大脑前动脉 A1 段未显示（D 图箭头）。考虑左侧颈内动脉病变所致急性脑梗死

21-25　高胆红素血症颅脑 MRI 表现

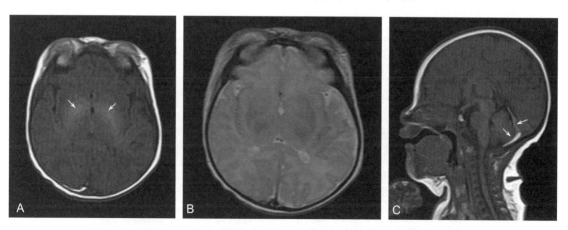

　　A~C. 足月儿，孕 40^+1 周，生后 6 天，临床诊断胆红素脑病，1.5T 磁共振检查，依次为 T$_1$ 加权横断位、T$_2$ 加权横断位、T$_1$ 加权正中矢状位图像。双侧苍白球 T$_1$WI 信号偏高（A 图箭头），多发硬膜下出血（C 图箭头指示幕上右枕部、天幕缘、后颅窝枕部）

21-26　新生儿低血糖脑病 MRI 表现

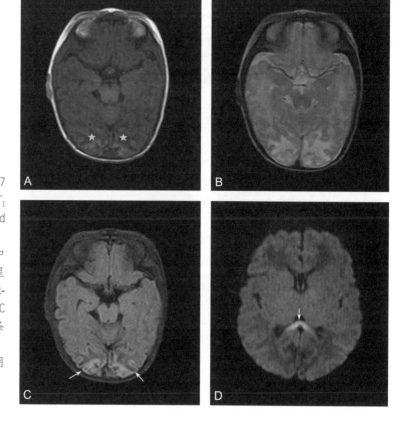

　　A~D. 足月儿，孕 39^+1 周，临床诊断低血糖脑病，生后 17 天，1.5T 磁共振检查，依次为 T$_1$ 加权、T$_2$ 加权、tirm dark-fluid T$_2$ 加权、弥散加权横断位图像。双侧枕叶见对称性片状 T$_1$WI 中央低信号边缘高信号（A 图星号）、T$_2$WI 高信号、tirm dark-fluid T$_2$WI 中央低边缘高信号（C 图箭头），DWI 示胼胝体压部条片状异常高信号（D 图箭头），枕叶病变区 DWI 信号不高，说明目前病变目前不是急性缺氧期，而是脑组织坏死期

21-27   无脑回畸形和双皮层畸形

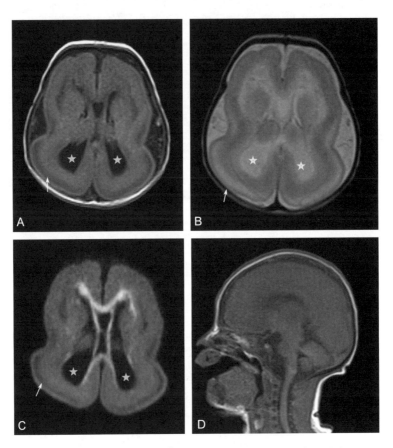

　　A~D. 足月儿脑病，孕 38^{+1} 周，生后 5 天，1.5T 磁共振检查，A~C 依次为 T$_1$ 加权、T$_2$ 加权、弥散加权基底节层面横断位图像，D 为 T$_1$ 加权正中矢状位图像。双侧大脑半球脑回异常增厚、变平，脑沟变浅，脑白质偏少，皮层下白质（T$_1$W 低信号、T$_2$W 高信号、DWI 低信号，A、B、C 图箭头）深部见广泛带状灰质信号（双皮层畸形），DWI 示双侧额叶、胼胝体、双侧脑室周围、基底节区高信号；双侧脑室扩张（A~C 图星号标示）；双侧内囊后肢未见明显髓鞘化改变。考虑无脑回畸形和带状灰质异位畸形，伴脑内多发急性损伤灶

21-28 胼胝体缺如或发育不良伴中线脂肪瘤、右侧脑室内脂肪瘤

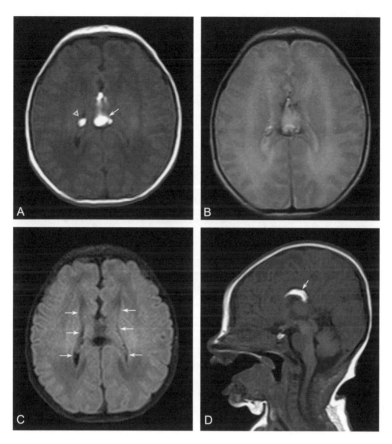

　　A~D. 足月儿，孕 38^{+1} 周，生后 6 天，1.5T 磁共振检查，A~C 依次为 T$_1$ 加权、T$_2$ 加权、tirm dark-fluid T$_2$ 加权横断位图像，D 为 T$_1$ 加权正中矢状位图像。中线区见不规则团片脂肪信号（A 和 D 图箭头），右侧脑室内见小结节状脂肪信号（A 图三角形标示）；双侧脑室体部呈平行改变（C 图箭头），胼胝体显示不清。考虑胼胝体缺如或发育不良伴中线脂肪瘤，右侧脑室内脂肪瘤

21-29　胼胝体缺如、半球间裂囊肿、右侧脑室室管膜下灰质异位

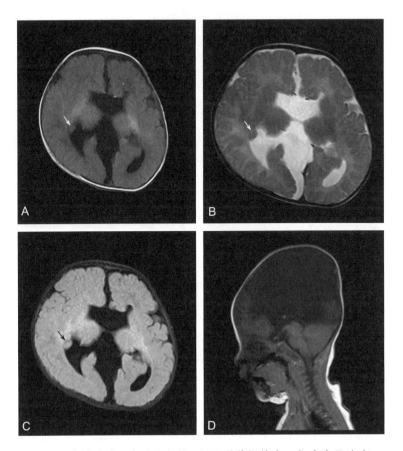

　　A~C. 孕周不详，生后 2 个月，1.5T 磁共振检查，依次为 T$_1$ 加权、T$_2$ 加权、tirm dark-fluid T$_2$ 加权基底节区横断位图像，D 为 T$_1$ 加权正中矢状位图像。右侧脑室三角区局部室管膜下见小结节灶灰质信号（A~C 图箭头），双侧脑室形态失常、不规则扩大，透明隔显示欠清。双侧大脑中央见巨大囊性灶。未见胼胝体。小脑扁桃体变尖、下移。考虑胼胝体缺如伴半球间裂囊肿，右侧脑室室管膜下灰质异位，Chiari 畸形可能

第五节 ｜ 胸部 X 射线

21-30　新生儿呼吸窘迫综合征（RDS）的胸部 X 射线表现

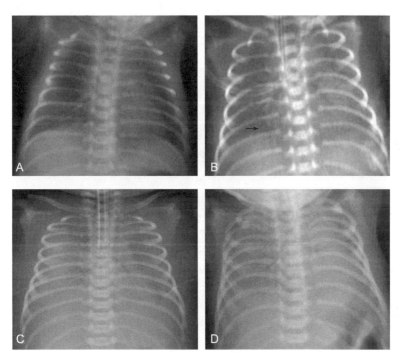

　　A.轻度 RDS，表现为两肺野透亮度轻度下降，可见散在的细颗粒影及支气管充气征，心脏和横膈面的边缘轮廓清晰；B.中度 NRDS，表现为两肺野透亮度中度下降呈"磨玻璃样"改变，可见广泛的细颗粒影及支气管充气征（箭头），心脏和横膈面的边缘轮廓模糊；C.重度 NRDS，表现为两肺野透亮度显著下降（白肺），两肺纹理消失，可见广泛的支气管充气征，心脏和横膈面的边缘轮廓消失（注意，NRDS 的 X 射线分度不是临床分度）；D.RDS 患儿呼气期摄片，可能过度估计 NRDS 的程度

21-31 新生儿肺炎的胸部 X 射线表现

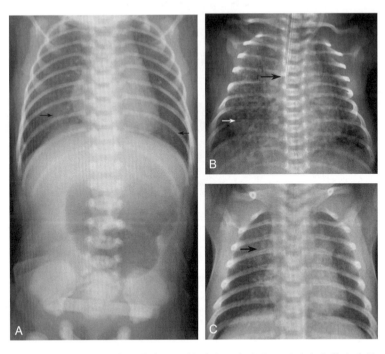

A.小肠高位梗阻患儿伴发吸入性肺炎：表现为两下肺中内带斑片状渗出影（箭头）伴肺气肿改变（肺体积增大，心影狭长，横膈压低）；B.胎粪吸入性肺炎：表现为两肺广泛的粗颗粒影、斑片影、小囊状透亮影（箭头所示，代表间质气肿），气管插管位置 T_4 水平；C.感染性肺炎：表现为两肺内带斑片状渗出影，肋间肺略膨出

21-32 新生儿肺气漏的胸部 X 射线表现

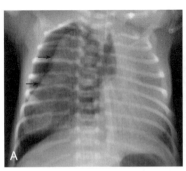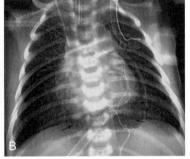

A.右侧气胸：胸部正位 X 射线见右侧胸腔大片状无肺纹理的透亮区，右肺被压缩、可见压缩肺边界（箭头），右膈压低，右肋膈角加深呈"深窦征"，纵隔心脏明显左移；B.先天性心脏病术后心包积气：胸部正位 X 射线见心脏周围 U 形带状透亮区（箭头），与肺之间线状高密度影代表心包

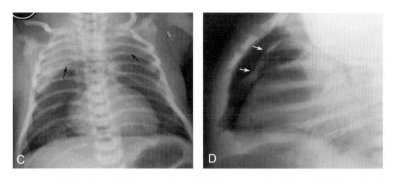

C. 纵隔积气：胸部正位X射线见纵隔心脏区域透亮区扩展到双侧肺野，胸腺呈"蝶翼样"上抬（箭头），部分胸椎（$T_{4~5}$）透亮；D. 胸部侧位X射线胸骨后见异常透亮区，胸腺形态被勾画（箭头）

21-33　支气管肺发育不良（BPD）的胸部 X 射线和 CT 表现

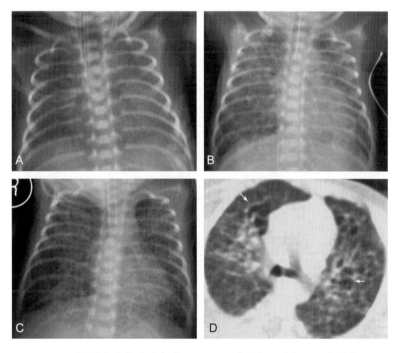

A~D. 27 周早产儿临床诊断为 RDS、BPD（重度Ⅰ型）；A. 生后第 1 天，胸片表现为 RDS（两肺透亮度降低呈"磨玻璃"样改变，可见弥漫细颗粒影及支气管充气征，心缘和横膈面的边缘轮廓显示不清）；B. 生后第 8 天，胸片表现为两肺透亮度高低不均，肺纹理紊乱，可见多发斑片状、条索状高密度影夹杂小囊状透亮影；C. 生后 1 个月，两肺多发片状、条索影较前进一步加重，小囊状透亮影扩大呈囊泡状；D. 生后 2 个月，CT 表现为两肺密度不均，两肺见弥漫分布小囊状透亮影和网格状致密线影（箭头）

21-34   先天性膈疝的 X 射线表现

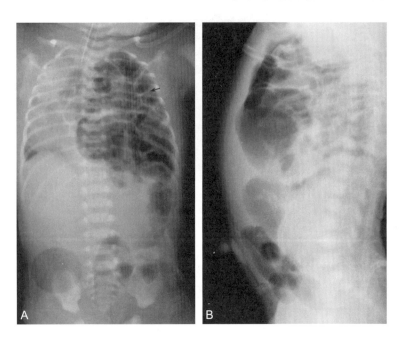

A、B.左侧先天性膈疝。胸腹正侧位 X 射线表现为左侧胸腔被多发大小不一含气囊腔占据（箭头所示，代表疝入胸腔的充气的肠曲），左侧膈面显示不清，纵隔心脏明显右移，纵隔疝形成，右肺体积小、透亮度减低（右肺发育不全待排）；腹部充气肠道少

21-35   先天性心脏病的胸部 X 射线表现

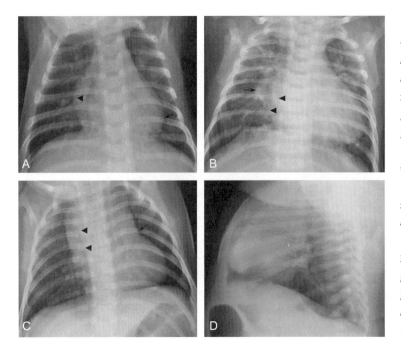

A.房间隔缺损（ASD）：胸部正位 X 射线表现为两肺血多，心影增大呈"梨形"，右房增大（右心缘向右上膨隆，箭头所示），右室增大（心尖圆钝上翘，箭头所示）；B.室间隔缺损（VSD）：胸部正位 X 射线表现为两肺充血（两肺纹理增多、增粗，肺门血管增粗，箭头所示），左房增大（箭头示双房影，气管隆嵴夹角增大），左室增大（左心缘延长，心尖下移）；C~D.法洛四联症（TOF）：胸部正侧位 X 射线表现为两肺缺血（两肺纹理细疏，肺门血管纤细，箭头所示），心脏外形呈"靴形"（肺动脉段凹陷，心尖圆钝、上翘），右位主动脉弓（箭头所示）

第六节 | 腹部 X 射线

21-36　食管闭锁 X 射线和造影表现

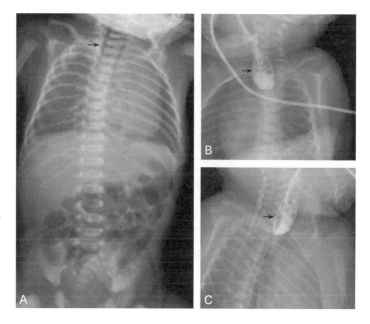

A. 胸腹正位 X 射线。提示食管闭锁。箭头所示胸廓入口处含气囊腔代表食管近端闭锁，肠道普遍充气类似于正常消化道表现；B~C. 食管造影证实食管闭锁（箭头所示食管近端呈一盲端样结构），周围未见明显瘘道形成

21-37　幽门肥厚性狭窄 X 射线和造影表现

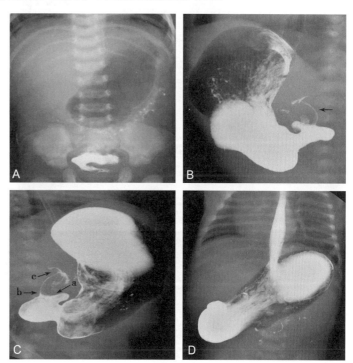

A. 腹部正位 X 射线：提示胃出口不完全性梗阻。胃泡扩张，肠道未见明显充气，胃大弯下方的高密度影可能是造影剂在结直肠内残留；B. 上消化道造影（UGI）侧位：证实幽门肥厚性狭窄。箭头所示为线样征，代表幽门管细长；C. UGI 斜位：幽门肥厚性狭窄的其他征象，包括 a. 肩样征：胃窦远端大、小弯侧受肥厚的幽门环肌压迫形成弧形压迹；b. 鸟喙征：幽门远端变尖呈鸟嘴样改变；c. 菌伞征：十二指肠球底受压呈伞样改变；D. 10min 后随访：胃出口不完全性梗阻。胃扩张，胃食管反流，胃内造影剂排空延迟，仅少量造影剂进入肠道。推荐：此病以临床和超声诊断为主，UGI 并非首选的检查技术

21-38   肠旋转不良 X 射线和造影表现

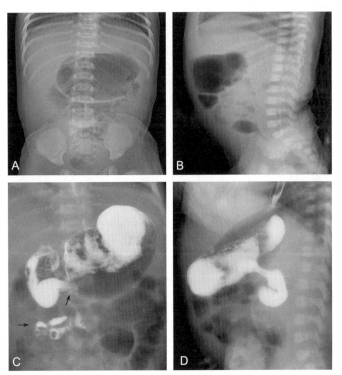

A~B. 腹部正侧位 X 射线：胃泡扩张，肠道充气少，无特征性；C~D. UGI：肠旋转不良，C. 十二指肠圈位于脊柱右侧呈"螺旋形"下行（箭头），未呈正常"C"字走形；D. 提示中肠扭转，十二指肠降段与水平段交界处局部扩张，梗阻点变尖呈"鸟嘴样"改变

21-39   肠闭锁 X 射线和造影表现

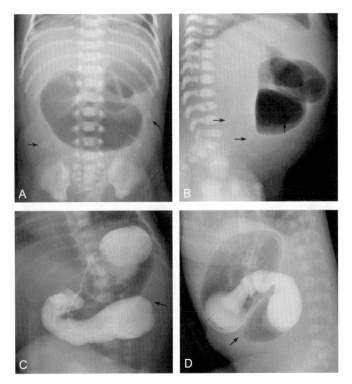

A~B. 腹部正侧位 X 射线：小肠高位完全性梗阻。胃、十二指肠明显扩张积液，远端肠道未见充气；腹部散在斑点片状高密度影（A、B 箭头），伴有腹水，提示胎粪性腹膜炎；C~D.UGI：十二指肠水平段闭锁。胃、十二指肠明显扩张，造影剂通过受阻。提示：X 射线诊断此患儿可能是多部位肠闭锁。手术证实是十二指肠膜状闭锁和苹果皮样（apple-pee）肠闭锁

21-40　先天性巨结肠 X 射线和造影表现

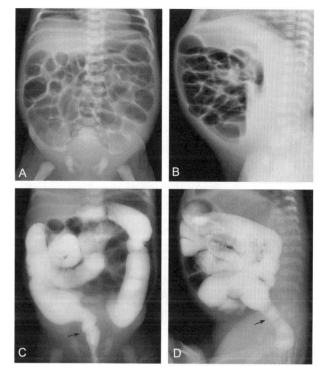

A~B.腹部正侧位 X 射线：结肠低位梗阻。小肠、结肠普遍扩张积液，直肠未见明显充气；C~D.钡剂灌肠：常见型巨结肠。直肠和乙状结肠远段狭窄，近端肠管扩张，两者间呈移行性改变（C、D 箭头）；建议：对于新生儿不典型巨结肠，钡剂灌肠和 24h 随访的诊断准确度更高

21-41　坏死性小肠结肠炎（NEC）的腹部 X 射线表现

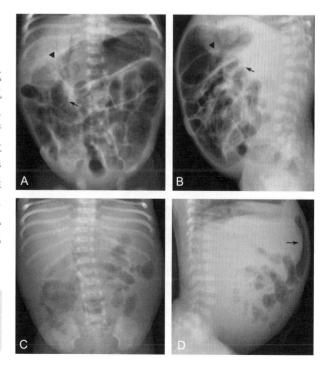

A~B.腹部正侧位 X 射线表现为肠管普遍充气扩张，部分肠间隔增宽伴肠壁积气，表现为肠壁小囊状、线样或环形低密度影（箭头），门脉积气表现为肝区"树枝样"低密度影（箭头）；C~D.3 天后出现气腹。卧位腹部正侧位 X 射线表现为前腹壁下、肝影前方透亮气体影（D 图箭头），肠道充气较前少，肠道动力性梗阻。肠道扩张、积液，部分肠曲变细、僵硬，直肠未充气。腹腔密度增高，肠袢漂浮，充气肠曲至侧腹壁距离增宽，提示腹水。肠壁积气较前减少，门脉积气不明显。

注意： 肠壁积气减少和门静脉积气消失不代表 NEC 好转。

| 第七节 | 振幅整合脑电图

21-42　幅整合脑电图（aEEG）：背景电活动评估

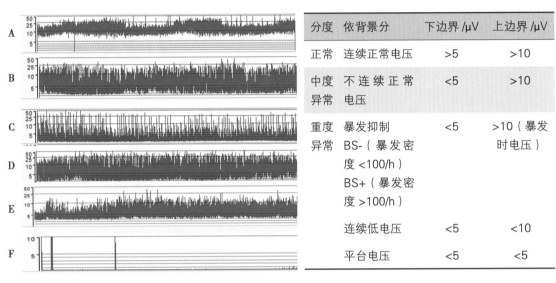

分度	依背景分	下边界 /μV	上边界 /μV
正常	连续正常电压	>5	>10
中度异常	不连续正常电压	<5	>10
重度异常	暴发抑制 BS-（暴发密度 <100/h） BS+（暴发密度 >100/h）	<5	>10（暴发时电压）
	连续低电压	<5	<10
	平台电压	<5	<5

A.连续正常电压；B.不连续正常电压；C.暴发抑制（BS-）；D.暴发抑制（BS+）；E.连续低电压；F.平台电压

21-43　aEEG：睡眠觉醒周期评估

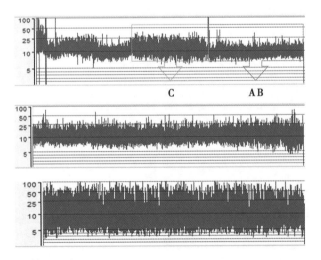

CA 41⁺⁴ 周。成熟 SWC：有明显的正弦样改变，周期持续 20min 以上

A.觉醒状态；B.活动睡眠；C.安静睡眠

CA 36⁺¹ 周。不成熟 SWC：下边界有周期样变化但不完全

CA 41 周。无 SWC：aEEG 背景活动无正弦样改变（下边界变化不超过 1μV）

21-44 aEEG：惊厥评估

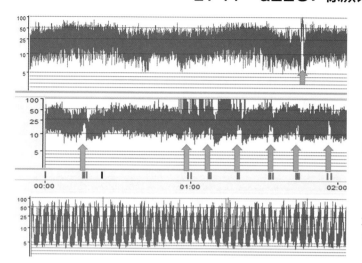

单次惊厥

反复发作：30min 以内发作 3 次或以上

惊厥持续状态：单次发作超过 30min，或总的发作时间超过监测时间的 50%

典型的惊厥表现为：下边界抬高，上边界不变或上抬，呈"帽子"样改变。

21-45 aEEG：惊厥

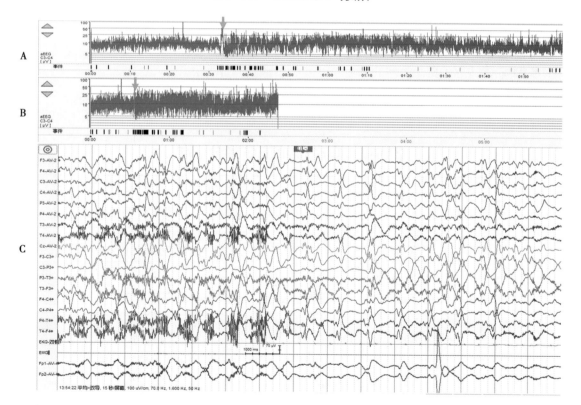

A.缩短整合时间为 3cm/h 后，可发现发作时间较短的惊厥，但干扰增加；B.常规压缩的 aEEG（6cm/h），并没有发现惊厥；C.原始脑电图显示存在明显惊厥发作；aEEG 不能发现发作时间较短的惊厥（<2min）

21-46　aEEG：惊厥

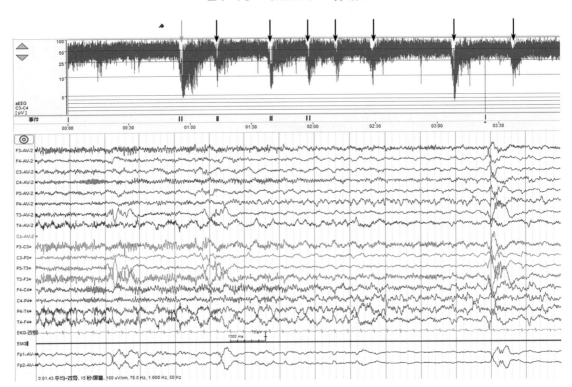

其中一次惊厥及原始脑电图表现（红色箭头），原始脑电图为红色箭头处的原始脑电图显示低波幅的快波惊厥发作。

另其余多次惊厥（黑箭头）未展示原始脑电图

（背景上下边界明显上移，惊厥呈"缺口"样改变）

21-47　早产儿 aEEG 评分标准

分值/分	连续性	睡眠周期	aEEG 下边界	aEEG 带宽及下边界
0	不连续	无	<3μV	带宽≤15μV 且下边界 <5μV
1	有时连续	周期初现	3~5μV	带宽 >20uV 或 15~20μV 且下边界 <5μV
2	连续	不是很明确，有些周期	> 5μV	带宽 >20μV 且下边界 >5μV
3		周期明确，但不连续		带宽 15~20μV 且下边界 >5μV
4		周期明确，没有间断		带宽 <15μV 且下边界 >5μV
5		规则、成熟的周期		

21-48　早产儿 aEEG 发育特征和评分 / 分

连续性	睡眠周期	aEEG 下边界	aEEG 宽度及下边界	总分
0	0	1	1	2（24~25 周）
1	1	2	2	6（27~28 周）
2	2	2	2	8（29~30 周）
2	3	2	3	10（31~32 周）
2	4	2	3	11（34 周）
2	5	2	4	13（36~37 周）

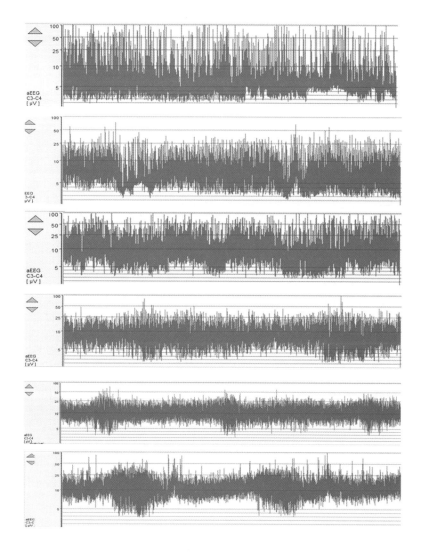

21-49　aEEG 伪差

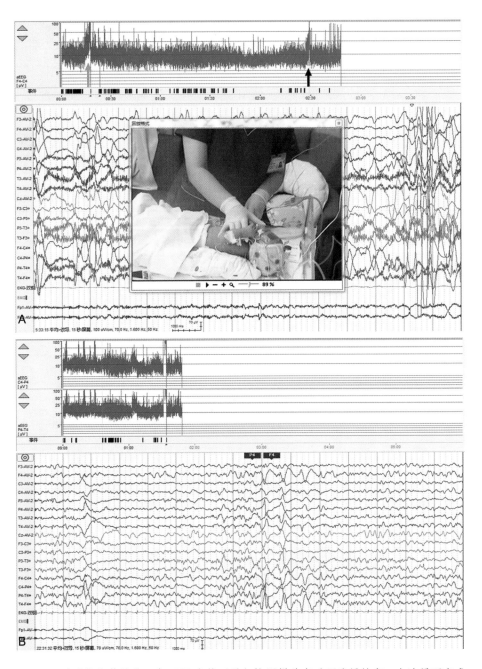

　　A. 运动及操作等伪差：在 aEEG 上均可引起惊厥样改变（下边界抬高，上边界不变或抬高），需结合原始脑电图及视频明确（图中两处箭头处均为伪差所导致的 aEEG 变化，黑色箭头是原始脑电图及视频截图）；B. 原始脑电图提示导联 T3 及 T4 存在心电伪差，导致 aEEG 上 P4-T4 比 C4-P4 基线要高

21-50　aEEG 伪差

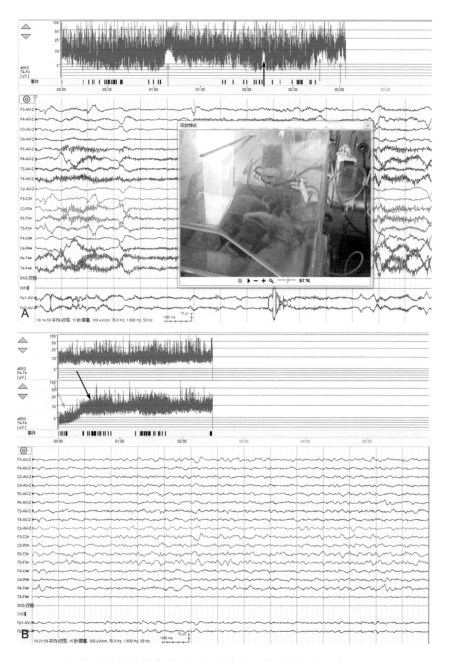

　　A. aEEG 箭头所指处均为伪差，黑色箭头所指的是提供同步脑电图及视频，为运动及肌电伪差；B. 橙色箭头所指处为 T4-F4 盐桥效应（两导联短路），经处理后盐桥效应消失（黑色箭头）

21-51　aEEG 伪差

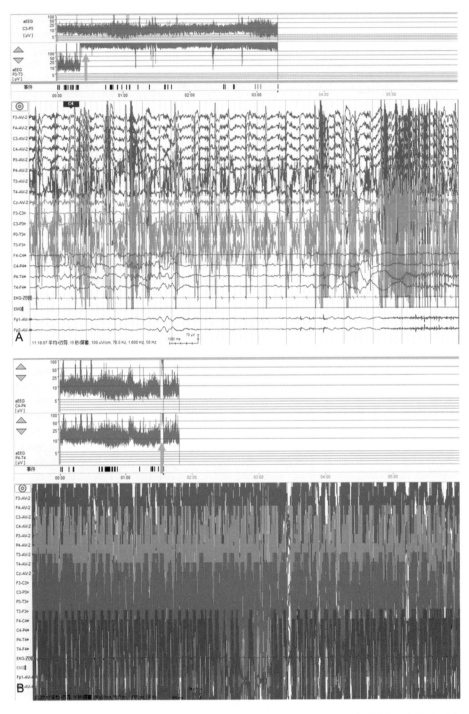

　　A. aEEG 箭头所指处为单个导联 T3 脱落所导致的伪差；B. 红色箭头缺口处为下图所示的多处电极脱落所导致的伪差

（高燕燕　孙颖华　乔中伟　谢婵来　许艳）

附录

附录一 │ 新生儿出生后体格生长曲线

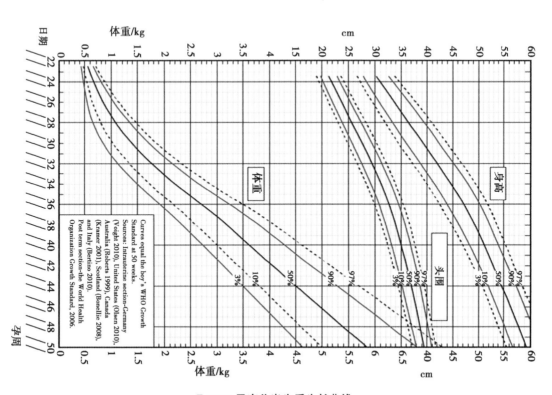

Fenton 早产儿出生后生长曲线

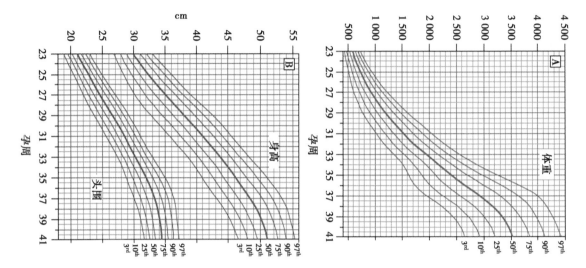

Olsen 早产儿生长曲线（男孩）

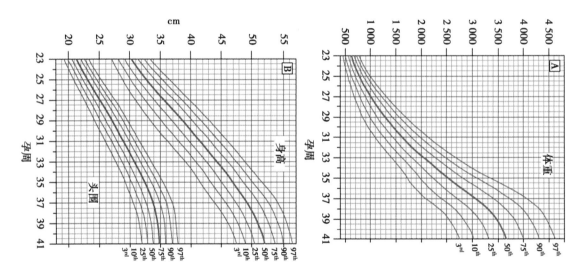

Olsen 早产儿生长曲线（女孩）

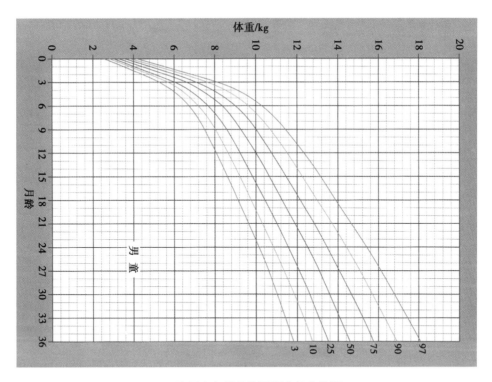

0~3 岁男童年龄的体重百分位曲线图

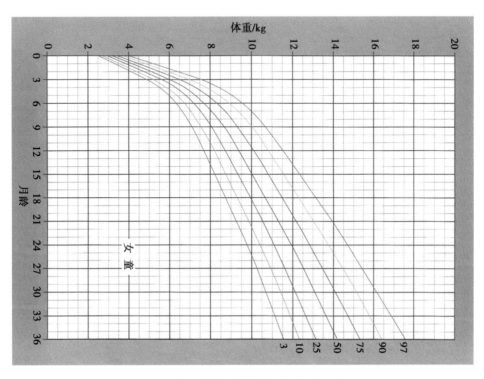

0~3 岁女童年龄的体重百分位曲线图

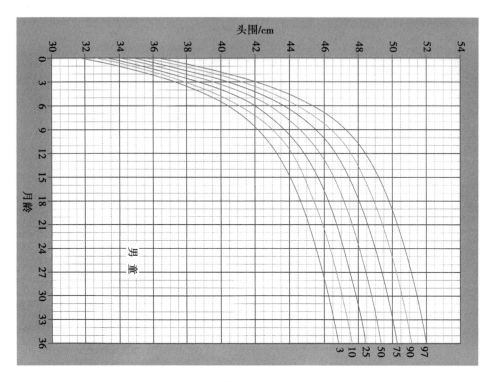

0~3 岁男童年龄的头围百分位曲线图

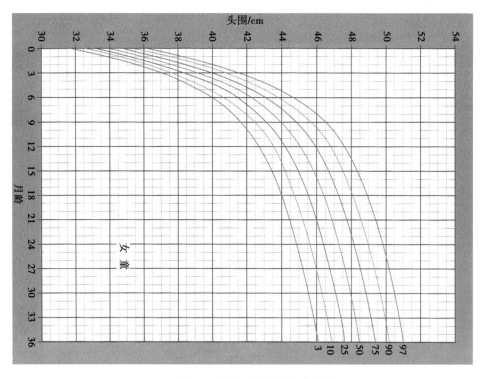

0~3 岁女童年龄的头围百分位曲线图

｜附录二｜　新生儿常用胎龄评估

产房内胎龄快速评估表

项目	≤36 周	37~38 周	≥39 周
足底纹理	足前部 1~2 条横纹，后 3/4 足底光滑	足底前部多条皱纹，后 2/3 足底光滑	整个足底包括足跟纹理多
乳房结节	2mm	4mm	7mm
头发	细，绒毛状	细，绒毛状	粗而光滑，分条
耳郭	无软骨	中等量软骨	软骨厚，耳郭挺立
生殖器	睾丸部分下降，阴囊小，皱褶少		睾丸完全下降，阴囊大小正常，皱褶多

简易胎龄评估表（胎龄周数 = 总分 +27）

体征*	0分	1分	2分	3分	4分
皮肤结构	薄，胶冻状	薄、光滑	光滑，中等厚度，皮疹或表皮翘起	稍厚，手足表面皮肤皲裂	厚，羊皮纸样，皲裂深浅不一
指甲		未达指尖	已达指尖	超过指尖	
乳头	难认，无乳晕	明显可见，乳腺淡平，直径 <0.75cm	乳晕呈点状，边缘突起，直径 <0.75cm	乳晕呈点状，边缘突起，直径 >0.75cm	
足底纹理	无皱折	足掌前半部红痕不明显	红痕 > 前半部皱褶 < 前 1/3	皱褶 > 前 2/3	明显深度皱褶 > 前 2/3

*：各体征的评分如介于两者之间，可用其均数。

新balland胎龄评估方法——体格发育成熟度

体格成熟度特征	评分							评分记录
	-1	0	1	2	3	4	5	
皮肤	黏脆 透明	胶状 红 半透明	光滑 粉红 可见静脉	脱皮和/或皮疹，静脉少见	裂纹 苍白区 罕见静脉	羊皮纸样深部裂 纹无血管	皮革样 裂纹 皱褶	
胎毛	无	稀疏	丰富	变稀	有裸露皮肤	大部分皮肤裸露		
足底	跟趾距离 4~5cm, -1; <4cm, -2	跟趾距离 >5cm 无裂纹	微弱红痕	仅前部横纹	前2/3区有横纹	全足底横纹		
乳房	不能辨认	难以辨认	乳晕平坦无结节	乳晕点状 1~2mm结节	乳晕突出 3~4mm结节	乳晕突出 3~4mm结节	乳晕突出 5~10mm结节	
眼/耳	眼睑闭合 松 -1 紧 -2	眼睑分开耳郭折叠	耳郭弧形柔软，缓慢弹回	完整弧形耳郭柔软易弹回	成型结实立即弹回	软骨厚坚韧		
外生殖器(男)	阴囊扁平光滑	阴囊空虚隐约有阴囊皱褶	睾丸在腹股沟管上方阴囊皱褶	睾丸渐降，少量皱褶	睾丸已降，皱褶明显	睾丸下垂深皱褶		
外生殖器(女)	阴蒂明显阴唇扁平	阴蒂明显小阴唇小	阴蒂突出小阴唇增大	大小阴唇均明显	大阴唇超过小阴唇	大阴唇覆盖阴蒂和小阴唇		
体格成熟度总分								

新 balland 胎龄评估方法——神经肌肉成熟度

神经肌肉成熟体征	评分/分							评分记录
	−1	0	1	2	3	4	5	
姿势								
方窗	>90°	90°	60°	45°	30°			
上臂弹回		140°~180°	110°~140°	90°~110°	<90°			
		180°						
腘窝角	180°	160°	140°	120°	100°	90°	<90°	
围巾征								
足跟至耳								
						神经肌肉成熟度总评分		

总评分 * 对应胎龄	
评分/分	周数/周
−10	20
−5	22
0	24
5	26
10	28
15	30
20	32
25	34
30	36
35	38
40	40
45	42
50	44

*：总评分=体格发育成熟度+神经肌肉成熟度。

Dubowitz 胎龄评分法——外表特征评分表

外观表现	评分/分				
	0	1	2	3	4
水肿	手足明显水肿（胫骨压痕）	手足无明显水肿（胫骨压痕）	无水肿		
皮肤结构	很薄，滑粘感	薄而光滑	光滑，中等厚度皮疹或表皮脱屑	轻度增厚，表皮皲裂及脱屑，以手足部位为著	厚，羊皮纸样，伴皱裂深浅不一
皮肤色泽（婴儿安静部哭时观察）	暗红	粉红色全身一样	淡粉红色全身深浅不一	灰色，仅在耳唇手掌及足跟部位呈粉红色	

续表

外观表现	评分 / 分				
	0	1	2	3	4
皮肤透亮度（躯干）	静脉及毛细血管清晰可见尤其在腹部	可见静脉及其分支	在腹部可见少数大静脉	少数大静脉隐约可见（腹部）	看不到静脉
胎毛（背部）		整个背部覆满长而密的胎毛	胎毛稀疏分布尤其在下背部	有少量胎毛间以光壳区	大部分无胎毛
足底纹	无皮肤皱褶	足掌前半部可见浅红色皱褶	足掌前 <3/4 区域可见较明显的红色折痕	>3/4 足掌前区可见折痕	>3/4 足掌区见明显深折痕
乳头发育	乳头隐约可见无乳晕	乳头清晰，乳晕淡而干，直径 <0.75cm	乳晕清晰，边缘部高起，直径 <0.75cm	乳晕清晰，边缘不高起，直径 >0.75cm	
乳房大小	扪不到乳腺组织	在一侧或两侧扪到乳腺组织直径 <0.5cm	两侧乳腺组织皆可扪到，直径 0.5~1cm	两侧乳腺组织皆可扪到，直径 >1cm	
耳壳	平如翼无固定形状，边缘轻度或无卷折	部分边缘卷曲	耳壳发育较好上半边缘卷曲		
耳的稳定性	耳翼柔软，易于弯折，不易复位	耳翼柔软，易于弯折，缓慢回位	耳翼边缘软骨已发育，但柔软，易回位	耳壳发育良好，边缘软骨形成，回位快速	
生殖器 男性	阴囊内无睾丸	至少有一睾丸位于阴囊高位	至少有一个睾丸位于阴囊位		
女性	大阴唇明显分开，小阴唇突出	大阴唇大部分覆盖小阴唇	大阴唇完全覆盖小阴唇		

Dubowitz 胎龄评分法——神经估计评分表

神经系体征	得分					
	0 分	1 分	2 分	3 分	4 分	5 分
体位	软，伸直	软，稍屈	稍有张力，屈	有张力，屈	更有张力，屈	
方格	90°	60°	45°	30°	0°	

续表

神经系体征	得分					
	0 分	1 分	2 分	3 分	4 分	5 分
踝背曲	90°	75°	45°	20°	0°	
上臂弹回	180°	90°~180°	<90°			
下肢退缩反射	180°	90°~180°	<90°			
腘窝成角	180°	160°	130°	110°	90°	<90°
足跟至耳	至耳	接近耳	稍近耳	不至耳	远离耳	
围巾征	肘至前腋线外	肘至前腋线和中线之间	肘至中线上	肘不至中线		
头部后退	头软后退	头呈水平位	头稍向前	头向前		
腹部悬吊	头软下垂	头稍高，但在水平位下	头呈水平位	头稍抬起	头抬起	

Dubowitz 总分与胎龄

分数	胎龄 /d	胎龄 / 周 +天	分数	胎龄 / 天	胎龄 / 周 +天
10	191	27+2	45	259	37
15	202	28+6	50	267	38+1
20	210	30	55	277	39
25	221	31+4	60	287	41
30	230	32+6	65	296	42+2
35	240	34+2	70	306	43+5
40	248	35+3			

附录三 | 新生儿常用药物

药物名	常用剂量（每次剂量除非特殊说明）	给药间隔	备注
抗菌药物			
青霉素 G	中枢神经系统感染：7.5 万～10 万 U/kg；先天性梅毒：5 万 U/kg	根据胎龄和日龄选择 q.12h.～q.8h.	肾衰竭患儿监测血钠、钾水平（10 万 U 含钠 0.2mmol）
哌拉西林	一般感染：50~100mg/kg	同青霉素	
氨苄西林 / 舒巴坦（2∶1）	一般感染：75~150mg/（kg·d）；脑膜炎及 GBS 败血症：200~400mg/（kg·d）	根据胎龄和日龄选择 q.12h.～q.8h.	浓度≤45mg/ml
头孢呋辛（二代）	25~50mg/kg	q.12h.	
头孢噻肟（三代）	50mg/kg	根据胎龄和日龄选择 q.12h.～q.8h.	
头孢他啶（三代）	30~50mg/kg	同头孢噻肟	
头孢吡肟（四代）	30~50mg/kg	q.12h.	
头孢哌酮 / 舒巴坦	一般感染：30~60mg/（kg·d），严重或难治感染：240mg/（kg·d）	0~7 天：q.12h.；>7 天：q.8h.	使用期间补维生素 K1~2mg/周；每周监测肝功能及凝血；静脉滴注时间 >30min，浓度≤30mg/ml
美罗培南	一般感染：20mg/kg；化脓性脑膜炎及绿脓杆菌感染：40mg/kg	根据胎龄和日龄选择 q.12h.～q.8h.	静脉滴注时间 >30min；延长静脉滴注时间可增加疗效（≥4h）；浓度≤50mg/ml
万古霉素	一般感染：10mg/kg；化脓性脑膜炎：15mg/kg	根据胎龄和日龄选择 q.24h.～q.8h.	静脉滴注时间 >1h，浓度≤5mg/ml；用 5 次后测血药浓度；注意尿量，监测肾功能
红霉素	支原体、衣原体肺炎 12.5mg/kg，p.o.，q6h×14 天		
甲硝唑	7.5mg/kg	根据胎龄和日龄选择 q.48h.～q.12h.	静脉滴注时间 >1h，浓度≤5mg/ml；口服吸收好
氟康唑	• 预防：3mg/kg； • 败血症：6~12mg/kg； • 中枢神经系统感染：首剂 12mg/kg，维持 6~12mg/kg	• ≥29 周：0~14 天，q.48h.；>14 天，q.24h.； • >30 周：0~7 天，q.48h.；>7 天，.q.24h.	每周监测肝、肾功能

续表

药物名	常用剂量	备注
心血管系统用药		
多巴胺	• 药效为剂量依赖性，从小剂量开始持续静脉输注，根据药效调整滴速； • 常用起始剂量：5~10μg/（kg·min）	
多巴酚丁胺	• 增加心肌收缩力及升高血压，从小剂量开始根据药效调滴速； • 常用起始剂量：5~10μg/（kg·min）	
肾上腺素 （1mg∶1ml）	• 1∶10 000∶0.1~0.3ml/kg（10~30μg/kg）静脉推注；0.5~1ml/kg（50~100μg/kg）气管插管内滴入 • 维持剂量：0.1~1μg/（kg·min）静脉维持	
米力农	0.25~0.75μg/（kg·min）	正性肌力，使用保证足够的血容量
前列腺素 E_1	• 起始剂量：0.05~0.1μg/（kg·min）； • 维持剂量：0.005~0.4μg/（kg·min）	• 维持 PDA 开放， • 监测体温、血压、呼吸及心率 • 配制后稳定 12h
布洛芬（滴剂） （40mg∶1ml）	关闭 PDA：10mg/kg，q.d.×3 天，口服	
中枢神经系统用药		
苯巴比妥钠	• 负荷剂量：起始 15~20mg/kg，缓慢静推 15min 以上；若症状不能控制，每隔 15~20min 再增加 5~10mg/kg，直至症状控制或达最大量 40mg/kg； • 维持剂量：在负荷量 12~24h 后，给予维持剂量，3~4mg/（kg·d），q.d.，静脉或口服	
芬太尼	0.5~2μg/（kg·h），静脉持续滴注，按需调整剂量	• 持续静脉滴注可发生尿潴留； • 用药 >5 天以上易发生撤药反应
咪达唑仑	• 镇静：10~60μg/（kg·h），静脉维持； • 抗惊厥负荷剂量：150~200μg/kg，5min 以上静注；维持剂量：60~300μg/（kg·h）	
消化系统用药		
西咪替丁	10~15mg/（kg·d），q.12h.，静脉滴注	
熊去氧胆酸	10~15mg/（kg·次），q.12h.，口服	
呼吸系统用药		
氨茶碱	• 负荷剂量：5~8mg/（kg·次），静脉滴注； • 维持剂量：1.5~2mg/（kg·次），q.8~12h.，静脉滴注	静脉滴注时间 >30min
咖啡因 （10mg∶1ml）	• 负荷剂量：20mg/（kg·次），静脉滴注 • 维持剂量：5~10mg/（kg·次），q.d.，静脉滴注或口服	静脉滴注时间 >30min

附录四 新生儿危重症评分

新生儿危重病例评分表
（neonatal critical illness score，NCIS）

检查项目	测定值	分值/分
心率 次/min	<80 或 >180 80~100 或 160~180 其余	4 6 10
血压（收缩压） kPa（mmHg）	<5.3（40）或 >13.3（100） 5.3~6.7（40~50）或 12.0~13.3 （90~100） 其余	4 6 10
呼吸 次/min	<20 或 >100 20~25 或 60~100 其余	4 6 10
PO$_2$ kPa（mmHg）	<6.7（50） 6.7~8.0（50~60） 其余	4 6 10
pH	<7.25 或 >7.55 7.25~7.30 或 7.50~7.55 其余	4 6 10
Na$^+$ mmol/L	<120 或 >160 120~130 或 150~160 其余	4 6 10
K$^+$ mmol/L	<2.0 或 >9.0 2.0~2.9 或 7.5~9.0 其余	4 6 10
Cr μmol/L （mg/dl） 或 BUN μmol/L （mg/dl）	>132.6（1.5） 114~132.6（1.3~1.5） 其余 >14.3（40） 7.1~14.3（20~40） 其余	4 6 10 4 6 10
血细胞比容比	<0.2 0.2~0.4 其余	4 6 10
胃肠表现	腹胀并消化道出血 腹胀或消化道出血 其余	4 6 10

注：极危重，<70分；危重，70~90分；非危重，>90分。

新生儿危重病例单项指标：符合一项或以上者为新生儿危重病例

1. 需行气管插管机械辅助呼吸者或反复呼吸暂停对刺激无反应者
2. 严重心律不齐，如阵发性室上性心动过速合并心力衰竭、心房扑动和心房纤颤、阵发性室性心动过速、心室扑动或纤颤、房室传导阻滞（二度Ⅱ型以上）、心室内传导阻滞（双束支以上）
3. 弥散性血管内凝血者
4. 反复抽搐，经处理抽搐仍持续 24h 以上不能缓解者
5. 昏迷患儿，弹足底 5 次无反应
6. 体温≤30℃或 > 41℃
7. 硬肿面积≥70%
8. 血糖 <1.1mmol/L（20mg/dl）
9. 有换血指征的高胆红素血症
10. 出生体重≤1 000g

新生儿紧急生理学评分Ⅱ
（score for neonatal acute physiology Ⅱ，SNAP Ⅱ）

检查项目	测定值		分值 / 分
平均血压	收缩压 66~80	舒张压 30~35	1
mmHg	81~100	20~29	3
	>100	<20	5
体温	35~36		1
℃	33.5~34.9		3
	<33.5		5
pH	7.20~7.30		1
	7.10~7.19		3
	<7.10		5
惊厥	单发		1
	多发		3
	昏迷		5
尿量	0.5~0.9		1
ml/（kg·h）	0.1~0.49		3
	<0.1		5

注：分值越高，死亡率越高。

临床危险指数评分
（Clinical risk index for babies，CRIB）

变量	分值 / 分	变量	分值 / 分
体重 /g		胎龄 / 周	
> 1 350	0	> 24	0
851~1 350	1	≤24	1
701~850	4		
≤700	7		
先天畸形		出生 12h 内最小需吸入氧浓度	
无	0	<0.40	0
畸形不危及生命	1	0.41~0.80	2
畸形可能危及生命	3	0.81~0.90	3
		0.91~1.00	4
出生 12h 内最大碱剩余		出生 12h 内最大需吸入氧浓度	
> –7.0	0	<0.40	0
–7 to –9.9	1	0.41~0.80	1
–10 to –14.9	2	0.81~0.90	3
≤–15.0	4	0.91~1.00	5

注：分值越高，死亡率越高。

常用缩略语

缩略语	英文全称	中文名	所在位置
		A	
AAP	American Academy of Pediatrics	美国儿科学会	第 8 章 8-6
A/C	Assist Control	辅助控制呼吸	第 10 章 10-7
ACEI	angiotensin-converting enzyme inhibitor	血管紧张素转换酶抑制剂	第 11 章 11-12
aCGH	array-based comparative genomic hybridization	微阵列比较基因组杂交	第 18 章 18-5-4
ACT	activated clotting time	活化凝血时间	第 20 章 20-17
ACTH	adrenocorticotrophic hormone	促肾上腺皮质激素	第 16 章 16-8
AD	autosomal dominant	常染色体显性遗传	第 17 章 17-1
aEEG	amplitude-integrated EEG	振幅整合脑电图	第 13 章 13-12
AFP	alpha fetoprotein	甲胎蛋白	第 13 章 13-29
AG	anion gap	阴离子间隙	第 6 章 6-12
AKP	alkaline phosphatase	碱性磷酸酶	第 10 章 10-16
APTT	activated partial thromboplastin time	部分凝血活酶时间	第 13 章 13-26
AR	autosome recessive	常染色体隐性遗传	第 17 章 17-1
AT-Ⅲ	antithrombin Ⅲ	抗凝血酶Ⅲ	第 13 章 13-25
AVB	atrioventricular block	房室传导阻滞	第 11 章 11-17
		B	
BAER	brain-stem auditory evoked response	脑干听觉诱发反应	第 13 章 13-25
BIND	bilirubin-induced neurologic dysfunction	胆红素诱导的神经功能障碍	第 8 章 8-6

缩略语	英文全称	中文名	所在位置
BiPAP	bilevel positive airway pressure	双水平气道正压	第 10 章 10-5
BNP	brain natriuretic peptide	脑钠肽	第 10 章 10-16
BP	blood pressure	血压	第 11 章 11-4
BPD	bronchopulmonary dysplasia	支气管肺发育不良	第 10 章 10-1
BUN	Blood urea nitrogen	血尿素氮	第 13 章 13-12

C

CAH	congenital adrenal hyperplasia	先天性肾上腺皮质增生	第 3 章 3-7
CaO_2	arterial blood oxygen content	氧含量	第 11 章 11-4
CBC	complete blood count	全血细胞计数	第 10 章 10-3
CD_s	clusters of differentiation	分化群抗原	第 17 章 17-2
CH	congenital hypothyoidism	先天性甲状腺功能减退	第 3 章 3-7
CDH	congenital diaphragmatic hernia	先天性膈疝	第 12 章 12-5
CHD	congenital heart disease	先天性心脏病	第 11 章 11-11
CI	cardiac index	心脏指数	第 11 章 11-4
CMA	chromosomal microarray analysis	染色体微阵列分析	第 13 章 13-27
CMV	cytomegalovirus	巨细胞病毒	第 9 章 9-1
CO	cardiac output	心输出量	第 11 章 11-4
CONS	coagulase negative staphylococcus	凝固酶阴性葡萄球菌	第 9 章 9-4
CPAP	continuous positive airway pressure	持续气道正压	第 2 章 2-4
CRP	C reactive protein	C- 反应蛋白	第 9 章 9-4
CRRT	continuous renal replacement therapy	连续肾脏替代	第 6 章 6-11
CRT	capillary refill time	毛细血管再充盈时间	第 11 章 11-4
CT	X-ray computed tomography	计算机体层成像	第 3 章 3-17
CVC	central venous catheter	中心静脉导管	第 12 章 12-6
CVP	central venous pressure	中心静脉压	第 11 章 11-4
CVVHD	continuous venovenous hemodialysis	连续静脉静脉血液透析	第 20 章 20-17
CVVHDF	continuous venovenous hemodiafiltration	连续性静脉静脉血液透析滤过	第 20 章 20-17

缩略语	英文全称	中文名	所在位置
		D	
DIC	disseminated intravascular coagulation	弥散性血管内凝血	第 10 章 10-13
DO_2	oxygen delivery	携氧量	第 11 章 11-4
DWI	diffusion weighted imaging	弥散加权成像	第 8 章 8-7
		E	
EA	esophageal atresia	食管闭锁	第 12 章 12-4
EBV	Epstein-Bar virus	EB 病毒	第 9 章 9-1
ECG	electrocardiogram	心电图	第 6 章 6-11
Echo	Echocardiography	超声心动图	第 5 章 5-3
ECMO	extracorporeal membrane oxygenation	体外膜氧合	第 2 章 2-1
EEG	electroencephalogrphy	脑电图	第 3 章 3-17
ELBW	extremely low birth weigh	超低体重	第 6 章 6-6
EMG	electromyography	肌电图	第 13 章 13-9
EMLA	Eutectic Mixture of Local Anesthetics	共晶混合物局部麻醉剂	第 20 章 20-3
ETT	endotracheal tube	气管导管	第 10 章 10-8
EV	enterovirus	肠道病毒	第 9 章 9-1
		F	
FETO	fetoscopic tracheal occlusion	胎儿镜下气管堵塞术	第 12 章 12-5
FFA	free fatty acid	游离脂肪酸	第 3 章 3-17
FGR	fetal growth restriction	胎儿生长受限	第 10 章 10-14
FiO_2	fraction of inspired oxygen	吸入氧浓度	第 10 章 10-7
FISH	fluorescence in situ hybridization	荧光原位杂交	
FRC	functional reserve capacity	功能余气量	第 10 章表 10-20
FTA-ABS	fluorescein reponema antibody-antibody absorption test	螺旋体荧光抗体吸收试验	第 18 章 18-1
		G	
G-6PD	glucose-6-phosphate dehydrogenase	葡萄糖 -6- 磷酸脱氢酶	第 3 章 3-1
GA	gestational age	胎龄	第 1 章 1-2
GBS	group B streptococcal	B 组溶血性链球菌	第 9 章 9-4

续表

缩略语	英文全称	中文名	所在位置
GER	gastroesophageal reflux	胃食管反流	第 12 章 12-5
GFR	glomerular filtration rate	肾小球滤过率	第 6 章 6-6
GIR	Glucose infusion rate	葡萄糖输注速率	第 16 章 16-5
GM$_s$	General Movements	全身运动	第 10 章 10-16
γGT	γ glutamyl transpeptidase	γ- 谷氨酰转肽酶	第 7 章 7-8
H			
Hb	hemoglobin	血红蛋白	第 11 章 11-4
HBIG	hepatitis B immunoglobulin	乙肝免疫球蛋白	第 4 章 4-2
HBV	hepatitis b virus	乙肝病毒	第 9 章 9-1
HCT	Hematocrit	血细胞比容	第 14 章 14-20
HFNC	High-flow nasal cannula	经鼻高流量湿化氧疗	第 10 章 10-17
HFOV	high frequency oscillation ventilation	高频震荡通气	第 12 章 12-5
HFV	high-frequency ventilation	高频通气	第 10 章 10-7
HFNC	high-flow nasal cannula	经鼻加热湿化高流量吸氧	第 20 章 20-5
HIE	hypoxic ischemic encephalopathy	缺氧缺血性脑病	第 13 章 13-11
HIV	human immunodeficiency virus	人类免疫缺陷病毒	第 9 章 9-1
HLA-DR	human leucocyte antigen-DR	人白细胞 II 类抗原	第 17 章 17-2
hsPDA	hemodynamic significant PDA	血液动力学有意义的 PDA	第 11 章 11-15
HPA	hyperphenylalaninemia	高苯丙氨酸血症	第 3 章 3-7
HPV-B19	human parvovirus B19	细小病毒 B19	第 9 章 9-1
HR	heart rate	心率	第 11 章 11-4
HSV	herpes simplex virus	单纯疱疹病毒	第 9 章 9-1
HVHF	high volume heofiltrition	高容量血液滤过	第 20 章 20-17
I			
I/E	inspiration/expiration ratio	吸 / 呼比值	第 20 章 20-8
IL	interleukin	白介素	第 9 章 9-7
IMD	inherited metabolic diseases	遗传性代谢病	第 18 章 18-6
iNO	inhaled nitric oxide	吸入一氧化氮	第 10 章 10-18
IPPV	intermittent positive-pressure ventilation	间歇正压通气	第 20 章 20-4

续表

缩略语	英文全称	中文名	所在位置
I/T	Immature /total neutrophils	未成熟中性粒细胞 / 中性粒细胞比率	第 9 章 9-4
IVIG	intravenous gamma globulin	静脉注射免疫球蛋白	第 9 章 9-3
IWL	insensible water loss	不显性失水	第 6 章 6-2
IVH	intravetricular hemorrhag	脑室内出血	第 13 章 13-17
K			
KBT	Kleihauer-Betke test	红细胞酸洗脱试验	第 14 章 14-2
KSD$_s$	Kernicterus Spectrum Disorders	核黄疸的谱系障碍	第 8 章 8-6
L			
LBW	low birth weigh	低体重	第 1 章 1-1
LGA	large for gestational age	大于胎龄儿	第 1 章 1-2
LHR	Lung area to head circumference Ratio	肺头比	
LISA	less-invasive surfactant administration	微创肺表面活性物质治疗	第 10 章 10-17
L/S	lecithin / sphingomyelin	卵磷脂 / 鞘磷脂比值	第 10 章 10-6
M			
MAP	mean airway pressure	平均气道压	第 11 章 11-20
MAS	meconium aspiration syndrome	胎粪吸入综合征	第 10 章 10-13
MBP	mean blood pressure	平均血压	第 10 章 10-15
MCA	middle cerebral artery	大脑中动脉	第 14 章 14-2
MCT	medium chain triglyceride	中链甘油三酯	第 14 章 14-2
MEF	minimal enteral feeding	微量肠内喂养	第 7 章 7-8
MetHb	Methemoglobin	高铁血红蛋白	第 20 章 20-10
MIST	minimally invasive surfactant therapy	微创肺表面活性物质治疗	第 10 章 10-8
MLPA	Multiplex ligation dependent probe amplification	多重连接探针扩增技术	第 18 章 18-1
MMA	Methylmalonic Academia	甲基丙二酸血症	第 18 章 18-6
MRI	magnetic resonance imaging	磁共振成像	第 13 章 13-10
MRSA	methicillin-resistant S.aureus	耐甲氧西林金黄色葡萄球菌	第 9 章 9-5
MRA	Magnetic resonance arteriography	磁共振动脉成像	第 13 章 13-25
MRV	Magnetic resonance venography	磁共振静脉成像	第 13 章 13-25

缩略语	英文全称	中文名	所在位置
	N		
nCPAP	nasal continuous positive airway pressure	鼻塞持续气道正压	第 20 章 20-5
NCV	Nerve conduction rate	神经传导速率	第 13 章 13-9
NEC	necrotizing enterocolitis	坏死性小肠结肠炎	第 12 章 12-2
NGS	Next generation sequencing	二代测序	第 18 章 18-5-6
nHFOV	noninvasive high-frequency oscillatory ventilation	无创高频震荡通气	第 20 章 20-5
NHFV	Nasal high frequency ventilation	经鼻高频通气	第 10 章 10-17
NICOM	non-invasive cardiac output monitor	无创心排血量监护仪	第 11 章 11-4
NIDCAP	Neonatal Individualized Developmental Care and Assessment Programs	新生儿个体发育医护与评估项目	第 13 章 13-20
NIHF	nonimmune hydrops fetalis	非免疫性胎儿水肿	第 14 章 14-1
NIPPV	Non invasive positive pressure ventilation	无创正压通气	第 10 章 10-17
NIRS	near infrared spectroscopy	近红外光谱技术	第 11 章 11-4
NO	nitric oxide	一氧化氮	第 10 章 10-11
	O		
OI	oxygenation index	氧合指数	第 10 章 10-11
	P		
PA	propionic acidemia	丙酸血症	第 18 章 18-6
Panel			
PaCO$_2$	arterial carbon dioxide tension	动脉血二氧化碳分压	第 10 章 10-2
PaO$_2$	arterial oxygen tension	动脉血氧分压	第 10 章 10-6
PCO$_2$	partial pressure of carbon dioxide	二氧化碳分压	第 20 章 20-7
PCR	polymerase chain reaction	聚合酶链式反应	第 9 章 9-2
PCT	procalcitonin	降钙素原	第 9 章 9-4
PD	peritoneal dialysis	腹膜透析	第 15 章 15-3
PDA	patent ductus arteriousus	动脉导管开放	第 10 章 10-4
PEEP	positive end expiratory pressure	呼气末正压	第 10 章 10-7
PGE	prostaglandin E	前列腺素 E	第 11 章 11-3

续表

缩略语	英文全称	中文名	所在位置
PHA	phytohemagglutinin	植物血凝素	第 17 章 17-1
PICC	percutaneously inserted central catheter	经皮外周中心静脉置管	第 7 章 7-7
PIE	pulmonary interstitial emphysema	间质性肺气肿	第 10 章 10-3
PIP	Peak Inspiratory Pressure	吸气峰压	第 10 章 10-7
PIPP	Premature Infant Pain Profile	早产儿疼痛量表	第 20 章 20-2
PN	parenteral nutrition	肠道外营养	第 7 章 7-7
PKU	phenylketonurics	苯丙酮尿症	第 3 章 3-5
PO_2	partial pressure of oxygen	氧分压	第 20 章 20-7
PPD	Tuberculin purified proten derivative	结核菌素试验	第 17 章 17-2
PPHN	persistent pulmonary hypertension of the newborn	新生儿持续性肺动脉高压	第 10 章 10-1
PRVC	pressure -regulated volume control	压力调节容量控制	第 20 章 20-7
PS	pulmonary surfactant	肺表面活性物质	第 10 章 10-7
PSV	pressure support ventilalion	压力支持通气	第 10 章 10-18
PTV	patient-triggered ventilation	病人触发通气	第 20 章 20-7
PV-IVH	periventricular-intravetricular hemorrhage	脑室周 - 脑室内出血	第 10 章 10-2
PVL	periventricular leukomalacia	脑室周白质软化	第 13 章 13-21
PVR	pulmonary vascular resistance	肺血管阻力	第 10 章 10-14
PWS	Prader-Willi syndrome	Prader-Willi 综合征	第 18 章 18-1
		R	
RCT	randomized clinical trial	随机临床试验	第 13 章 13-16
RDS	respiratory distress syndrome	呼吸窘迫综合征	第 10 章 10-1
Ret	reticulocyte count	网织红细胞计数	第 10 章 10-16
ROP	retinopathy of prematurity	早产儿视网膜病	第 3 章 3-10
RPR	rapid plasma reagin	快速血浆反应素试验	第 9 章 9-8
RR	Respiratory rate	呼吸频率	第 10 章 10-19
RSV	respiratory syncytial virus	呼吸道合胞病毒	第 9 章 9-1
RV	rubella virus	风疹病毒	第 9 章 9-1

缩略语	英文全称	中文名	所在位置
		S	
SaO_2	saturation of arterial blood oxygen	动脉血氧饱和度	第 11 章 11-15
SCID	severe combined immunodeficiency	严重联合免疫缺陷病	第 17 章 17-1
$ScvO_2$	central venous oxygen content	混合静脉血氧饱和度	第 20 章 20-18
SGA	small for gestational age	小于胎龄	第 1 章 1-1
SGH	subgaleal hematoma	帽状腱膜下血肿	第 19 章 19-1
SIMV	synchronized intermittent mandatory ventilation	同步间歇指令通气	第 10 章 10-7
SMA	spinal muscular atrophies	脊髓性肌萎缩	第 13 章 13-9
SpO_2	Pulse Oxygen Saturation	经皮脉氧饱和度	第 20 章 20-7
SV	stroke volume	每搏输出量	第 11 章 11-4
SvO_2	Oxygen saturation of venose blood	静脉血氧饱和度	第 11 章 11-4
SVR	systemic circulation resistance	体循环阻力	第 11 章 11-4
		T	
T_1WI	T_1 weighted image	T_1 加权像	第 8 章 8-7
T_2WI	T_2 weighted image	T_2 加权像	第 8 章 8-7
TB-Ab	Tuberculosis antibody	结核抗体	第 14 章 14-2
TCR	T cell receptor	T 细胞受体	第 17 章 17-2
TE	Expiratory time	呼气时间	第 10 章 10-20
TEF	Tracheoesophageal fistula	食管 - 气管瘘	第 12 章 12-4
TFLV	total fetal lung volume	胎肺容积	第 12 章 12-5
Ti	inspiration time	吸气时间	第 10 章 10-7
TIMP	The test of infant motor performance	婴儿运动表现测试	第 10 章 10-18
TPE	Therapeutic plasma exchange	血浆置换	第 20 章 20-17
TPN	total parenteral nutrition	全肠外营养	第 8 章 8-10
TPTEF	Time to reach peak expiratory flow rate	达到呼气峰流速的时间	第 10 章 10-20
TSB	total serum bilirubin	血清总胆红素	第 8 章 8-10
TSH	thyroid-stimulating hormone	促甲状腺激素	第 3 章 3-3

续表

缩略语	英文全称	中文名	所在位置
V			
VD	dead space	死腔	第 10 章 10-20
VDRL	Venereal Disease Research Laboratory	性病研究实验室试验	第 9 章 9-8
VE	Expiratory volume	呼气容积	第 10 章 10-20
VEP	visual evoked potential	视觉诱发电位	第 13 章 13-25
VG	volume guarantee	容量保证	第 20 章 20-7
VLBW	very low birth weight	极低体重	第 1 章 1-1
V-P	Ventriculo-peritoneal shunt	脑室 - 腹腔分流	第 13 章 13-28
VPEF	Volume peak expiratory flow	最大呼气峰流速容积	第 10 章 10-20
VT	tidal volume	潮气量	第 10 章 10-20
VZV	varicella-zoster virus	水痘 - 带状疱疹病毒	第 9 章 9-1
W			
WES	Whole Exome Sequencing	全外显子组测序	第 18 章 18-1
WGS	Whole Genome Sequencing	全基因组测序	第 18 章 18-1
X			
XR	X-linked recessive	X 连锁隐性遗传	第 17 章 17-1